Handbuch der Geistheiler

MIX
Papier aus verantwortungsvollen Quellen
Paper from responsible sources
FSC® C105338
FSC
www.fsc.org

Claudia Leandra König

Handbuch der Geistheiler

1 x 1 der Selbständigkeit

Bibliografische Information der Deutschen Nationalbibliothek
Die Deutsche Nationalbibliothek verzeichnet diese Publikation in der Deutschen Nationalbibliografie; detaillierte bibliografische Daten sind im Internet über http://dnb.d-nb.de abrufbar.

3. Auflage Januar 2012
2. Auflage Dezember 2010
1. Auflage November 2010

„Zitate als Seelennahrung" ISBN 978-3-8423-7670-0
„Entschlüsselung der Motivation" ISBN 978-3-8423-7816-2
„Handbuch der Geistheiler" ISBN 978-3-8423-3772-5
„Der Stress-Knigge" ISBN 978-3-8423-0616-5
„In Liebe trauern" ISBN 978-3-8391-9045-6
„Sex in der Neuen Zeit" ISBN 978-3-8391-5237-9
„Weg frei zum Gesundwerden" ISBN 978-3-8370-7870-1

www.claudiakoenig.com
www.trainingsakademie.com

Herstellung und Verlag: Books on Demand GmbH, Norderstedt, Deutschland, www.bod.de

Gestaltungshinweis:
Buchblock und Titelabbildung : Claudia Leandra König

Umwelthinweis:
Der Buchblock wurde auf säure-, holz- und chlorfreiem sowie alterungsbeständigem Papier gedruckt.

ISBN: 978-3-8423-3772-5

Inhalt

Teil 3: RECHTLICHER RAHMEN

Teil 4: GEISTHEILER IN AKTION

Abkürzungsverzeichnis

AGB	Allgemeine Geschäftsbedingungen
ALG	Arbeitslosengeld
AO	Abgabenordnung
BGB	Bürgerliches Gesetzbuch
BVerfG	Bundesverfassungsgericht
EStG	Einkommensteuergesetz
GEZ	Gebühreneinzugszentrale
GmbH	Gesellschaft mit beschränkter Haftung
GUC	German University in Cairo
GWG	Geringwertige Wirtschaftsgüter
HGB	Handelsgesetzbuch
HR	Handelsregister
HWG	Heilmittelwerbegesetz
KU	Kleinunternehmer
OECD	Organisation für wissenschaftliche Zusammenarbeit und Entwicklung
SGB	Sozialgesetzbuch
UrhG	Urhebergesetz
UStG	Umsatzsteuergesetz
UWG	Gesetz gegen den unlauteren Wettbewerb

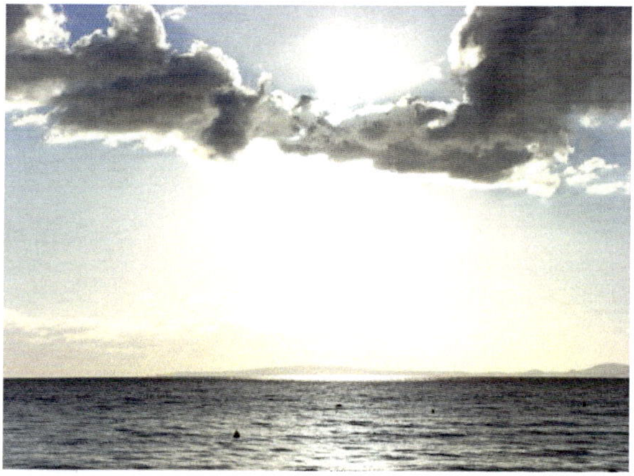

„Jede neue Idee durchläuft drei Entwicklungs-
stufen: In der Ersten wird sie belacht,
in der Zweiten bekämpft,
in der Dritten ist sie selbstverständlich."
Artur Schopenhauer

Für ein Leben,
wie du es dir wünscht!

Wichtiger Hinweis:

Dieses Werk wurde mit großer Sorgfalt erstellt. Doch bitten wir zu beachten: Die in diesem Buch beschriebenen Abhandlungen ersetzen nicht die Beratung bei einem Steuerberater oder Rechtsanwalt. Die Autorin und der Verlag übernehmen keinerlei Haftung. Im Zweifelsfall suche bitte die genannten Personen auf.

Vorwort

Die Selbständigkeit in einem Beruf, der nicht alltäglich ist, erfordert besondere Konzentration, da alles erst einmal zusammen gesucht werden muss, was überhaupt alles wichtig ist, was es zu beachten gilt und eingehalten werden muss.

Gerade für Berufsgruppen, die in der Ausübung ihrer Tätigkeit wenig in Berührung kommen mit Regelwerk und betriebswirtschaftlichen Kenntnissen kann es durchaus ganz schön anstrengend werden, das Boot im Gleichgewicht zu halten.

Aus diesem Grund ist dieses Buch entstanden, um Geistheilern einen Grundstock an Informationen zu geben, damit sie es leichter haben und sich auf die eigentliche Arbeit konzentrieren können ohne befürchten zu müssen, das im nächsten Augenblick aus irgendeiner Ecke ein Schreck herausspringt, der sie dann lahmlegt.

Geistiges Heilen ist ein Beruf aus lang vergangenen Epochen und geht jetzt wieder intensiv in Renaissance, so dass er gleichzeitig ein Beruf für die Zukunft ist, die schon längst begonnen hat. Für langes herum zuckeln bleibt also keine Zeit – du wirst gebraucht! In diesem Sinne wünsche ich dir von Herzen viele unterstützende Hilfen in diesem Werk.

Claudia Leandra König

Umgang mit diesem Werk

Das Buch ist als Standardwerk in einer knappen und kurz gefassten Abhandlung verfasst, damit selbst Laien die Möglichkeit haben, die Vorgänge zu verstehen und nachzuvollziehen. Es erstreckt sich über alle Themen, die für ein erfolgreiches selbständig Sein notwendig sind zu wissen und wird bereichert durch unzählige Tipps und Hinweise, die nur professionelle Insider in dieser Fülle haben können. Dazu werden die Thematiken kritisch durch die Brille der Gerechtigkeit beleuchtet und Offenes klar und deutlich angesprochen.

Der Gebrauch des „du" ist gewollt und beabsichtigt, damit eine höhere Wahrscheinlichkeit erreicht wird und du dich auch wirklich angesprochen fühlst. Nachdem insbesondere aus der rechtlichen Perspektive alles zusammenhängt, sollte beim erstmaligen zur Hand nehmen das komplette Werk gelesen werden. Später kann es wie ein Lexikon genutzt werden, indem das gesuchte Thema einfach aufgeschlagen und nachgelesen wird.

Um ein Aufblähen des Buches zu vermeiden sind lediglich kurze Gesetzestextpassagen angeführt. Gesetze unterliegen ohnehin einer Änderungsvielfalt in Schrittgeschwindigkeit, so dass diese bitte im Internet nachzulesen sind. Darüber hinaus ist es ohnehin sinnvoll computerfreundlich zu sein, da das Internet die größte Informations- und Werbequelle ist, die wir haben und es zudem einige Angebote gar nicht auf dem traditionellen Markt mehr gibt.

TEIL 1

Curriculum

Kapitel 1:

Geistiges Heilen

Definition nach dem deutschen Gesetz

Die Ausübung Geistigen Heilens ist nach dem Urteil des Bundesverfassungsgerichtes (BVerfG) vom 2. März 2004 (1 BvR 781/03) unter bestimmten Bedingungen erlaubt - auch ohne das der Leistungserbringer Arzt oder Heilpraktiker ist, für dessen Ausübung besondere rechtliche Anforderungen erfüllt sein müssen. Im betreffenden Urteil ist es bezogen auf den Letzteren, da die zuständige Behörde die Tätigkeit des Geistheilers zuerst dem Heilpraktikergesetz (HeilprG) zugeordnet hatte.

Das vollständige Urteil kann im Internet unter www.bverfg.de/entscheidungen/rk20040302_1bvr078403.html abgerufen werden. Eine Erörterung wird in Kapitel 15 (Legitimation) folgen. Laut Gesetz ist die Definition von Geistigem Heilen folgende: Geistiges Heilen ist eine

Aktivierung der Selbstheilungskräfte.

Definition in seiner tatsächlichen Form

Bei der ganzen Positionierungsfindung dürfen wir nicht aus den Augen verlieren, was Geistiges Heilen tatsächlich ist, sonst würden wir einen Vogel dazu delegieren unter Wasser leben zu müssen, um dann gefließentlich zu übersehen, dass er dabei ersäuft.

Geistiges Heilen ist, war es schon immer und wird es immer sein:

Heilen in einer energetischen Form.

Zum besseren Verständnis der augenblicklichen rechtlichen Position folgt eine Metapher.

Metapher:
Angenommen ein alleinerziehender Archäologe bekommt in einem arabischen Land ein verlockendes 5-Jahres Engagement, dass er zusammen mit seiner Tochter, die sich im jugendlichen Alter befindet, annimmt, denn auch ihr macht das Wühlen im Sand nach Schätzen alter Kulturen großen Spaß. Leider befindet sich in der Nähe des Archäologenlagers keine passende Schule, die das Mädchen besuchen könnte und so wird sie in die vorhandene Grundschule eines arabischen Dorfes gesteckt um dort anschließend von Mitschülern belächelt, ignoriert oder gar ausgestoßen zu werden. Trotz überdimensionaler Anstrengungen dem ganzen Gerecht zu werden scheitert sie auf breiter Front: Bereits das Unterrichtsbuch nimmt sie falsch in die Hand und bekannte Buchstaben kann sie darin schon gar nicht erkennen (zur Erklärung: Die arabische Schrift hat arabische und keine lateinische Buchstaben wie wir sie haben, man schreibt von rechts nach links - nicht von links nach rechts wie wir, das Alphabet hat mehr Buchstaben wie unseres, die Buchstaben schauen dazu noch unterschiedlich aus, je nachdem ob sie sich am Wortanfang, in deren Mitte, am Ende oder alleine stehen, die kurzen Vokale werden in Printmedien weggelassen und die Grammatik ist vielfältiger als unsere.) Nur mit größter Müh und Not hat das Mädchen ein paar Brocken arabisch sprechen gelernt – die Schrift aber bleibt ihr ein ewiges Rätsel. Um dazuzugehören stimmt sie einem Fest zu, wobei sie nicht weiß, was auf sie zukommt - dieses dann leider dramatisch endet, so dass sie anschließend nach Deutschland ausgeflogen wird um dort endlos behandelt zu werden. Dabei hätte dieser junge Mensch gute Chancen gehabt ein normales Leben zu leben, hätte man ihn z.B. in ein Internat in Kairo mit passender Schule und anschließend auf die dortige deutsche Universität (GUC) ge-

schickt, denn Deutsches wird dort hoch geschätzt. Es hätte alles ganz anders laufen können.

Mea culpa zur Metapher:
Der Autorin liegt es fern, Menschen in ihren Empfindungen zu verletzen, daher bittet sie um Verzeihung, falls das durch irgendetwas in dieser Metapher geschehen ist. Sie selbst hat während ihres Studiums mehrere Semester die arabische Sprache belegt, war mehrmals in verschiedenen arabischen Ländern und zählt Menschen aus fremden Kulturkreisen zu ihrem Freundeskreis. Die Metapher hat sie dazu genutzt, die gesetzliche Positionierung der Geistheiler bildlich darzustellen und um aufzuzeigen, dass alles eine Daseinsberechtigung hat: Geistheilung wie bereits anerkannte Heilmethoden und deutsche wie arabische Sprache. Danke für dein Verständnis!

شكرا

Aktuelle Lage

In Kürze

Geistiges Heilen zählt nicht zu den anerkannten Heilberufen, die Leistung ist nicht im Leistungskatalog der gesetzlichen Krankenkassen aufgenommen, der Klient muss die Kosten voll alleine bezahlen und bekommt sie nicht einmal als außergewöhnliche Belastung gem. § 33 EStG bei seiner Einkommensteuererklärung berücksichtigt. Steuerlich ist noch keine höchstrichterliche Entscheidung vorhanden und ein Antrag auf Umsatzsteuerbefreiung für Ausbildungen klappt auch nicht. Vieles hängt am Begriff „heilen“, den man Geistheilern vorenthält.

Als Ausblick

Dynamisch und mit großer Geschwindigkeit entstehen in unzähligen Tätigkeitsbereichen neue Berufsbilder bzw. ganze Berufsfelder oder werden schon immer Dagewesene intensiviert und ausgebaut, so dass der augenblickliche rechtliche Rahmen dieser Entwicklung kaum bis überhaupt nicht gerecht wird bzw. werden kann.

Es besteht somit an vielen Ecken und Enden Handlungsbedarf und das betrifft auch den kompletten Bereich des Gesundheitswesens, bei dem es notwendig und empfehlenswert ist, die Definition und deren damit verbundenen Befugnisse von „heilen" neu zu formen. Denn das, was augenblicklich unter dem Begriff „heilen" im rechtlichen (und somit geschützten) Namen in nicht zu vernachlässigendem Umfang passiert, trägt diesem Begriff in keiner Weise Rechnung.

Der ganze Wirbel um die Geistheiler ist ja u.a. deswegen entstanden, weil diese Gruppe endlich mehr Rechte haben will und nicht nur mit Regelwerk eingegrenzt werden möchte, bei dem sich das Meiste sowieso nicht auf sie anwenden lässt, da es mit nichts vergleichbar ist, was bereits in unseren Schubladen vorhanden ist. Hätte diese Gruppe dazu einen anderen Namen, der weniger vorurteilsbelastet wäre, wie z.B. den Namen „Energetiker", der als Oberbegriff in Österreich genutzt wird, dann würden nicht gar so viele Blogger so grob aus dem Takt schlagen.

Wären die Geistheiler zudem damit zufrieden immer Kleinunternehmer zu bleiben, dann könnten sie sich auch beliebig anders nennen, z.B. Energiemasseur und der Fall wäre halbscharig gelöst. Denn geht es einem Klienten nach einer Energiemassage gut, dann spricht sich das rum und immer mehr Klienten kommen, ganz gleich wie die Tätigkeit heißt. Hinzu kommt, dass die augenblickliche Tätigkeitsbezeichnung mit „Aktivierung der Selbstheilungskräfte" definiert ist und nicht mit „heilen", egal ob nun energetisch oder nicht. Das bedeutet aber auch, wenn wir ganz genau hinschauen, dass die meisten Regeln gar nicht anzuwenden sind, da diese sich auf das „Heilen" beziehen und das tut ein Geistheiler nun mal nicht, er tut ja nur die Selbstheilungskräfte aktivieren. Aber ist das dann wahrhaftig und ehrlich, ganz geschweige von gerecht?

Ganz schön diffizil das Ganze. Also noch einmal: Die Geistheiler wollen mehr Rechte und die bekommen sie nicht, indem sie Fischkostüme anziehen, obwohl sie Vögel sind. Also zieht eure Fischkostüme wieder aus und fangt an zu fliegen!

TEIL 2

Allgemeiner Bereich

Kapitel 2:

Selbständigkeit

Der Einstieg in die Selbständigkeit ist immer ein bedeutender Schritt, der bisher Gewohntes mit Neuem und Unbekanntem ergänzt oder gar ersetzt. Damit die Selbständigkeit aufregend bleibt und nicht im Zuge des Regelpaketes, das auf einem zuströmt, aufreibend wird, ist sorgsam geplantes Vorgehen stets hilfreich. Das bedeutet auch, dass du dir für die Planung genug Zeit nehmen solltest, denn unter Zeitdruck etwas herbeizuzaubern könnte anstrengend werden.

Roten Faden gewinnen

Suche dir einen positiven Anker und bau auf ihn auf. Dieser könnte z.B. sein: Ich kann meinen Job nach eigenen Wünschen und Vorstellungen so gestalten wie ich will und damit meine Ideale und Träume verwirklichen. Meine Flügel bekommen Wind!

Faktoren für persönlichen Erfolg

- Aktive Gestaltung
- Belastbarkeit
- Disziplin
- Einsatzbereitschaft
- Führungskompetenz (wenn Mitarbeiter)
- Körperliche Fitness
- Kreativität + Ideenreichtum (bzgl. Werbung)
- Selbstmotivation

- Unterstützung der Familie
- Verantwortungsbewusstsein

Je klarer du in deiner Absicht bist, desto klarer und einfacher wird auch dein Weg werden, denn wenn du nicht weißt, wo du hinwillst, wirst du dich wundern, wo du ankommst! In Kapitel 29 (Kundenakquise) gibt es reichlich vielversprechende Vorschläge, die dir zur Realisierung verhelfen.

Notwendige Kompetenzen

- Betriebswirtschaftliches Know How
- Fachkompetenz
- Rhetorische Fähigkeiten
- Soziale und emotionale Kompetenz

Selbständigkeit scheitert in der Regel nicht daran, dass die Selbständigen in ihrem Bereich keine Leistung bringen oder das Produkt nicht läuft, sondern daran, dass sie mit dem ganzen betriebswirtschaftlichen Regelwerk einfach überfordert sind.

Haben sie einen Geschäftspartner, der diesen Part abdeckt, dann geht alles viel einfacher. Hat man das nicht, bleibt einem nichts anderes übrig, als sich damit auseinander zu setzen und Kenntnisse darin zu erwerben, z.B. in Sachen Finanzen, Buchführung, Organisation, gesetzliches Regelwerk etc. Das hat allerdings zum Wissensvorsprung, den man dann bekommt, einen großen Bonuspunkt: Man spart sich teure Dienstleistungen einzukaufen.

Pannen-Olympiade

- Familiäre Probleme
- Finanzierung steht nicht
- Kollidierte Klienten-Termine
- Organisations-Chaos und fehlende Geduld
- Unbewusstes Brechen gesetzlicher Regeln
- Schlechte Werbestrategie
- Selbstüberschätzung

Unwägbarkeiten sind menschlich und kein Grund alle Löffel von sich zu werfen. Daher ist es vorteilhaft, wenn du ein paar Dinge hast, die dir Spaß machen und die dich aufmuntern können, wenn es mal nicht nach Plan läuft.

Merkmale einer selbständigen Tätigkeit

- Auf eigene Rechnung.
- In eigener Verantwortung.
- Tätigkeit, die nach außen gerichtet ist.
- Planmäßig, für eine gewisse Dauer angelegt.
- Mit Gewinnerzielungsabsicht.

Liegen diese nicht vor, dann ist das Ganze der Liebhaberei und somit der privaten Lebensführung zuzuordnen.

Arten der Selbständigkeit

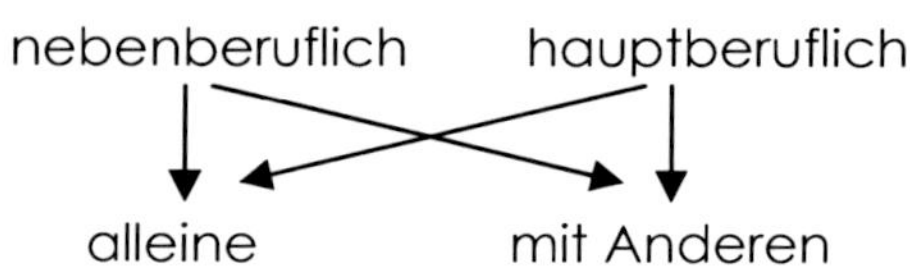

nebenberuflich
In den Arbeitsvertrag schauen, ob es eine Bestimmung bzgl. nebenberuflicher Betätigung gibt. Wenn ja, diese einhalten bzw. Chef darüber informieren (dabei kann man u.a. dann erfahren, dass der Chef Ähnliches macht – passiert öfter als vermutet). Tipp: Geistiges Heilen lässt sich mit jedem Beruf kombinieren – es ist nur unser Kopf, der sich manchmal quer legt, daher: Wenn dich dein Herz zum Geistheilen hinzieht, dann tun.

hauptberuflich
Entweder verfügst du über ausreichend Vermögen oder du kannst dich finanziell an jemanden anlehnen (zumindest die ersten 2-3 Jahre), sonst haut das nicht hin. Zudem musst du dich damit auseinandersetzen, dass Selbständigkeit auch bedeutet, kein gleichmäßiges Einkommen zu erzielen. Auch solltest du keine zu großen Ansprüche haben.

Förderung der Existenzgründung

Gefördert werden nur hauptberuflich Selbständige, die Anspruch entweder auf Arbeitslosengeld I (ALG I) oder Hartz IV haben.

Bezieher von Arbeitslosengeld I

1. Antragstellung bei Agentur für Arbeit für den Gründungszuschuss, d.h.das Formular anfordern. Möglich, wenn mind. 1 Tag arbeitslos. Für die Abgabe des Antrages gilt eine Frist von 90 Tagen, d.h. innerhalb dieser Frist ist ein tragfähiges Konzept zu erstellen.

2. Alle Unterlagen erstellen und einsammeln:
   Businessplan
   Ein Businessplan enthält deine zu Papier gebrachten detaillierten Geschäftsideen mit Zahlenwerk, kann man selbst erstellen oder erstellen lassen, ein festes Schema gibt es nicht – der Antrag der Agentur für Arbeit enthält eine Liste mit Hinweisen, was alles enthalten sein muss.
   Finanzamt
   Bei Freiberuflern: Bescheinigung, dass man als Freiberufler gemeldet ist – Vordruck ist auch beim Antrag der Agentur für Arbeit enthalten.
   Fachkundige Stellungnahme
   Kostenpflichtige Erstellung - unter Vorlage des Businessplanes etc.
3. Antrag mit Unterlagen an Agentur für Arbeit: Businessplan, Fachkundige Stellungnahme, Gewerbeanmeldung(für gewerblich Tätige), Bescheinigung Finanzamt (für Freiberufler) und Angabe deines Geschäftsbeginns.

Tipp: Mit dem Betreuer sprechen. Die Agentur für Arbeit fördert auch den Wechsel von nebenberuflicher auf hauptberufliche Beschäftigung des gleichen Arbeitsfeldes.

Bezieher von Hartz IV

Ein sogenanntes Einstiegsgeld kann bei der Agentur für Arbeit beantragt werden (ggf. verwaltungstechnisch ausgelagert auf ein anderes Amt).

Begrenzte Existenzgründung

Beschäftigungsverbot gibt es nur selten, entweder sind dabei gesundheitliche Probleme die Ursache oder man hat über längere Zeit gute Einnahmen erzielt, aber nie Geld für das Finanzamt übrig gehabt. Personen, die gesetzliche Unterstützung erhalten z.B. in Form von Arbeitslosengeld, Winterausfallgeld, Wohngeld, Elterngeld, Erziehungsgeld etc. können „nebenberuflich" selbständig sein, müssen jedoch die Bedingungen beachten, wenn sie die Unterstützung nicht verlieren wollen. Die Bedingungen sind immer an die Höhe der Einkünfte gebunden und zum Teil auch an die wöchtliche max. Stundenzahl, die gearbeitet werden darf.

Tipp: Vorher Bedingungen eruieren. Nachdem sich die Einkünfte so errechnen: Einnahmen-Ausgaben=Einkünfte, werden sich in der Gründungszeit kaum Einkünfte ergeben, die anrechenbar wären, da alleine schon die Kosten für die Werbung die Einnahmen auffrisst. Verlangt das Amt eine monatliche Aufstellung, dann am besten eine Gewinnermittlung (Kapitel 22) erstellen.

Tätigkeit im Ausland *(Info für Grenzgänger)*

Jedes Land hat andere Bestimmungen für die Geistheiler und diese nennen sich dann auch anders. Deine Befugnisse sind immer an das Landesrecht gebunden, in dem du tätig bist.

Finanzierung

- Eigenkapital
- Öffentliche Förderprogramme

Zwar gibt es Förderprogramme wie z.B. das der KfW-Bank, das nicht direkt, sondern über deine Geschäftsbank abgeschlossen wird, die womöglich an der Vermittlung nicht interessiert ist, weil sie selbst kein Geschäft mit dir macht, doch sollte ein Geistheiler möglichst keinen Kredit in Anspruch nehmen. Lieber dafür zu Hause mit der Arbeit beginnen (wenn möglich und erlaubt) und wenn genug Geld da ist eine eigene Praxis in angemieteten Räumen betreiben.

Das Problem liegt an den Rückzahlungsmodalitäten, die ja regelmäßig erfüllt sein müssen (als Selbständiger hat man keine gleichmäßigen Einkünfte wie als Angestellter) und wenn man keine Sicherheiten in Form von Materiellem (Grundstück etc.) zu bieten hat, kann man es vergessen, da es unterschiedliche Ratings gibt (z.B. Basel III), dessen Bedingungen ein Geistheiler in der Regel nicht erfüllt.

Versicherungen

Persönlich
Kranken-, Pflege-, Renten-, Unfall-, Berufsunfähigkeitsversicherung, Krankenhaustagegeld etc.

Betrieblich
Betriebs-/ Berufshaftpflicht, Firmenrechtsschutz etc.

Tipp: Die Versicherungsfrage ist eine persönliche Frage, wobei als Muss schon mal die Kranken- und Pflegeversicherung sowie dann die Rentenversorgung ist (Kapitel 13 Sozialversicherungsrecht). Manche sind gegen jegliches Ereignis versichert und nehmen dagegen Nichts in Anspruch bzw. die Versicherung bezahlt dann eh nicht, wenn man sie mal bräuchte. Daher ist es gut zu überlegen, wie hoch das jeweilige Risiko tatsächlich ist, um dann abzuwägen.

Honorar

Die Höhe des Honorars lässt sich nicht an wirtschaftlichen Größen oder Berechnungsmodellen festlegen, wie z.B. nach der Kostenorientiertheit, dem Konkurrenzverhalten, der Nachfrage oder nach dem Break-Even-Verfahren oder was auch immer. Eine Geistheilsitzung ist im Extremfall unbezahlbar und bezahlt wird ja nicht die Energie, sondern deine Zeit, in der du die etwaige Energie „gelenkt“ hast. Gewiss kann man betrachten, was man in der Umgebung deiner Praxis für eine Geistheilsitzung verlangen kann bzw. was üblich ist, das kann bei deiner Methode aber wieder ganz anders aussehen. Wirf auch einmal einen Blick in die vielen unzähligen anderen Bereiche des Gesundheitswesens und entscheide dich – aber wechsle nicht dauernd deinen Preis oder unterscheide zwischen Altkunden und Neukunden etc. – das spricht sich rum und du bist dann unten durch.

Tipps: Nicht zu niedrig mit dem Honorar beginnen (selbst wenn es nur nebenberuflich ist), denn es kann ja sein, dass du es später als hauptberufliche Tätigkeit ausüben möchtest und dann kannst du schlecht bei deinem Kundenstamm eine Honorarsteigerung von 300 % durchsetzen. Mit der Festlegung einer Sitzungsdauer bekommt ein Klient mehr Planungssicherheit, als wenn er zu einer Sitzung kommt und weder weiß wie lange es dauert noch, was dann an Kosten auf ihn zukommt. Besser festlegen: Sitzungslänge hat eine Dauer von z.B. 60, 90, 120 etc. Minuten – hängt ja von deiner Methode ab. Bareinnahmen regelmäßig zur Bank bringen und bei Bargeldabhebung das Blindensystem nutzen: Mit einer Hand den Nummernblock abdecken und mit der Anderen die PIN erfassen. Dabei hat die 5 in der Mitte meist einen Knubbel, den du blind ertasten kannst und die restlichen Zahlen sind immer am selben Platz.

Bei der Preisfindung ist zudem zu berücksichtigen, wie viel du arbeiten möchtest bzw. kannst. Manche Sitzungen sind bedingt durch die Methode und des Themas durchaus so kräftezerrend, dass eine Sitzung pro Tag reicht und du gar nicht den ganzen Tag darin arbeiten kannst.

Tipp: Vielleicht magst du dein Angebot mit Methoden aus dem Entspannungs- bzw. Wellnessbereich erweitern, um damit Zeiten zwischen den Geistheilsitzungen zu füllen, damit du dich erholen kannst. Beispiele: Klangschalenmassage, Klient sitzt unter einem Lichttherapiegerät etc.

Räume

In eigenen Wohnräumen

- Im Eigentum
- In angemieteten Räumen: Was steht im Mietvertrag?

In angemieteten Geschäftsräumen

- Stundenweise oder tageweise Anmietung: Darauf achten, dass Vermieter deinen Geschäftszweck auch akzeptiert und nicht nur scharf ist auf dein Geld – dann besser weiter suchen.
- Volle Anmietung: Versorgung aktivieren, wenn nicht Vermieter macht (Strom, Wasser, Heizung, Müll, Telefon), Ausstattung besorgen (Möbel, Lampen, Teppich, Dekoration)

Tipps: Das Bauamt ist zuständig für die Zulässigkeit einer Nutzung in einem entsprechenden Gebäude. Verantwortlich für die ordnungsgemäße Nutzung ist der Eigentümer. Den Betrieb einer Praxis in kleinem Umfang hat selbst dann ein Eigentümer zu dulden, wenn er eine Fläche zu Wohnzwecken vermietet hat – das ist wie in etwa mit einem Arbeitszimmer zu sehen. Größere

Praxen brauchen Geschäftsräume und für die sind ggf. auch Parkplätze etc. vorgeschrieben – je nach Lage. Beim Bauamt kann auch nachgefragt werden, ob im Umfeld deiner geplanten Praxis Baustellen genehmigt wurden, wegen eines zu erwartendem Lärmpegels. Ansonsten gilt hier die Empfehlung: Rechtsrat einzuholen. Zum Thema Türschild: Nicht jeder Geistheiler mag Klienten in der Nachbarschaft, die ihm dauernd über den Weg laufen, so dass ein entsprechendes Türschild ggf. nicht angesagt ist, v.a. wenn man da auch noch wohnt.

Gesundheitsamt

Zum Schutz der Bürger müssen sich Personen in einem sonstigen gesetzlich geregelten Heilberuf bei einer Behörde mitsamt Urkunde bei Beginn und bei Beendigung der selbständigen Berufsausübung melden (darunter fallen z.B. Heilpraktiker). Dies regelt Artikel 12 des Gesundheitsdienst- und Verbraucherschutzgesetzes (GDVG). Überwachen tut das Ganze eine der unteren Behörden, was meist dasjenige Gesundheitsamt ist, in dessen Bezirk sich die Praxis befindet.

Manchen Behörden ist das Grundsatzurteil, das Geistiges Heilen erlaubt ist (Kapitel 15 Legitimation) vereinzelt immer noch nicht bekannt, so dass es vorkommen kann, dass sich das Gesundheitsamt bei einem meldet und die Praxiszulassung anmahnt (=Abmahnung), weil es freihändig davon ausgeht, man gehöre zu der meldepflichtigen Gruppe. Dem ist nicht so, Geistheiler sind nicht in einem gesetzlich geregelten Heilberuf tätig, sie sind überhaupt nicht heilend tätig, sondern aktivieren lediglich die Selbstheilungskräfte und sind folglich nicht anmeldepflichtig.

Briefentwurf als Antwort auf eine Abmahnung:
Sehr geehrte Frau.../Herr...,
vielen Dank für Ihr Schreiben vom .... . Die Ausübung meiner Tätigkeit als Geistheiler ist gesetzlich erlaubt, eine Genehmigung zum Betreiben einer Praxis brauche ich nicht, da ich in keinem gesetzlich anerkannten Heilberuf tätig bin. Vielmehr lautet die Tätigkeit „Aktivierung der Selbstheilungskräfte" und ist im zugrunde liegenden Urteil vom 2. März 2004 nachzulesen. Dieses wurde vom Bundesverfassungsgericht beschlossen und kann im Internet abgerufen werden(1 BvR 781/03). Gerne stehe ich Ihnen bei weiteren Fragen zur Verfügung. Mit freundlichen Grüßen

Finanzamt

- Wurde bisher keine Einkommensteuererklärung abgegeben, dann Steuernummer beantragen.
- Für freie Berufe gilt: Mit Brief innerhalb eines Monats mitteilen, dass man eine selbständige Tätigkeit aufnimmt bzw. aufgenommen hat. Finanzamt sendet dann einen „Fragebogen zur steuerlichen Erfassung", anhand dessen es dann Einkommensteuer-Vorauszahlungen festsetzt - sofern überhaupt gegeben.

Briefentwurf:
Sehr geehrte Damen und Herren,
mit Datum vom ... nehme ich eine selbständige Tätigkeit als .... auf. Bitte übersenden Sie mir den Fragebogen zur steuerlichen Erfassung. Vielen Dank. Mit freundlichen Grüßen

Hinweis: Bist du Existenzgründer mit Unterstützung durch die Agentur für Arbeit, dann im Businessplan nicht zu hoch die Einkünfte angeben, denn das Finanzamt will auch den Businessplan sehen, da es anhand dessen die Einkommensteuer-Vorauszahlungen festsetzt. Gewiss kann man dann im Nachhinein wieder einen Herabsetzungsantrag stellen, aber besser wäre vorher die Einkünfte nur sanft zu schätzen.

Gewerbeamt

Gewerbeanmeldung bei der Gemeinde haben nur gewerblich Tätige vorzunehmen (Kapitel 4 Gewerbeanmeldung). Das Gewerbeamt meldet den Vorgang u.a. an das Finanzamt, worauf dieses dann den „Fragebogen zur steuerlichen Erfassung" zusendet.

Tipp: Der Fragebogen zur steuerlichen Erfassung kommt automatisch und muss nicht beim Finanzamt angefordert werden, wie es die freiberuflich Tätigen tun müssen.

Mitarbeiter

Mini-Jobber
Reinigungskräfte und andere Minijobber sind wie „normale Arbeitnehmer" zu behandeln - siehe nächsten Punkt. Nur für Privathaushalte gilt das praktische Haushaltsscheckverfahren www.minijob-zentrale.de.

Arbeitnehmer

- Gehaltsabrechnung vom Steuerberater erstellen lassen oder mindestens die erste Abrechnung und bei Veränderung eine, wenn nur ein Arbeitnehmer vorhanden ist. Manche Krankenkassen bieten Dauer-Beitragsnachweise an, so dass nicht monatlich das Gleiche abgepinselt werden muss. Die Lohnsteuer-Anmeldung hat elektronisch zu erfolgen.
- Fürsorgepflicht und Einhaltung arbeitsrechtlicher Bestimmungen beachten: Arbeitsplatz, Arbeitszeit, Urlaub etc.

- Bei Agentur für Arbeit eine Betriebsnummer beantragen, Formular kann auch im Internet heruntergeladen werden - braucht man für die Erstellung der Beitragsnachweise, auf der die Sozialversicherungsbeiträge erklärt werden.
- Bei Berufsgenossenschaft anmelden wegen Unfallversicherung. Zuständig ist die „Berufsgenossenschaft für Gesundheitsdienst und Wohlfahrtspflege“ www.bgw-online.de. Jährliches Beitragsverfahren.
- Schwerbehindertenabgabe: Ab 20 Mitarbeiter ist eine Schwerbehindertenabgabe an die Agentur für Arbeit zu zahlen, wenn kein Schwerbehinderter beschäftigt wird – Personal fragen, manche haben einen Schwerbehindertenausweis. Jährliches Abgabeverfahren.
- Geschäftspersonal ist nur für geschäftliche Belange einzusetzen.
- Sich über Mitarbeiterführung schlau machen.

Freie Mitarbeiter

Ein freier Mitarbeiter ist jemand, der auf Rechnung arbeitet und nicht angestellt bei dir ist. Darunter gibt es zwei Typen, die dir gefährlich werden können und zwar die Scheinselbständigen und die arbeitnehmerähnlich Selbständigen, die jeweils verschiedene Merkmale tragen, aber letztendlich die gleiche mögliche Konsequenz für dich haben: Das Honorar für die freien Mitarbeiter wird sozialversicherungspflichtig, wenn deine freien Mitarbeiter zu einem der Typen zählen, daher: Am besten alles selber machen und nichts fremd erstellen lassen (z.B. Präsentationsunterlagen kopieren etc.).

Das kann passieren: Der Sozialversicherungsprüfer stellt fest, dass für die freien Mitarbeiter Sozialversicherungsbeiträge nachzuentrichten sind. Nachdem diese Prüfung nicht gleich nach Ende des jeweiligen überprüften Zeitraumes stattfindet, kann es sein, dass du nicht nur die Arbeitgeberbeiträge zur Sozialversicherung nachzahlen musst, sondern auch die Arbeitnehmerbeiträge, da du sie wegen Verjährung nicht mehr von deinem Mitarbeiter einfordern kannst bzw. dieser sich auf die Einrede der Verjährung berufen kann und nicht zahlen muss. Dabei können auch ansonsten gute Freundschaften ins Wanken kommen.

Ausländer

Werden ausländische Personen z.B. Künstler, Artisten etc. z.B. für eine betriebliche Veranstaltung engagiert, die im Ausland wohnen und im Inland lediglich beschränkt (einkommen-) steuerpflichtig sind, hat der Arbeitgeber bzw. der Auftraggeber (also du) eine pauschale Lohnsteuer an sein Betriebsstättenfinanzamt zu entrichten gem. § 39 d EStG, ggf. in Verbindung mit § 50 Abs. 1 EStG. Daran denken, damit die Feier / die Benefizveranstaltung auch in guter Erinnerung bleibt.

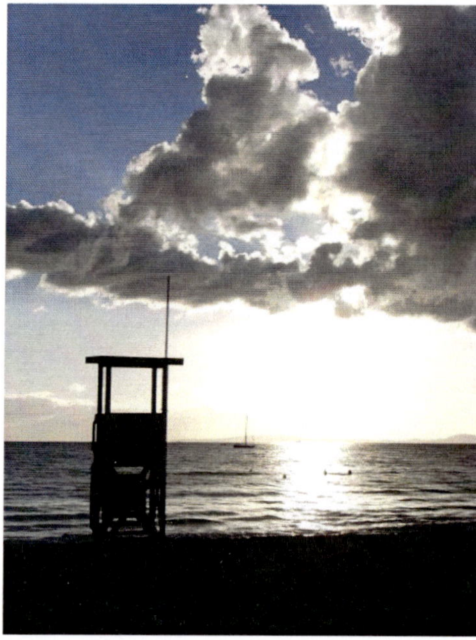

„Wenn du das Ende von dem erreichst was du wissen solltest, stehst du am Anfang dessen, was du fühlen solltest.“
Khalil Gibran

TEIL 3

Rechtlicher Rahmen

Kapitel 3:

Rechtsformen

Die Rechtsformen unterscheiden sich primär hinsichtlich der Gründungsmodalitäten, der Haftung, der Ergebnisverteilung sowie der Besteuerung und teilen sich in <u>zwei Bereiche</u>:

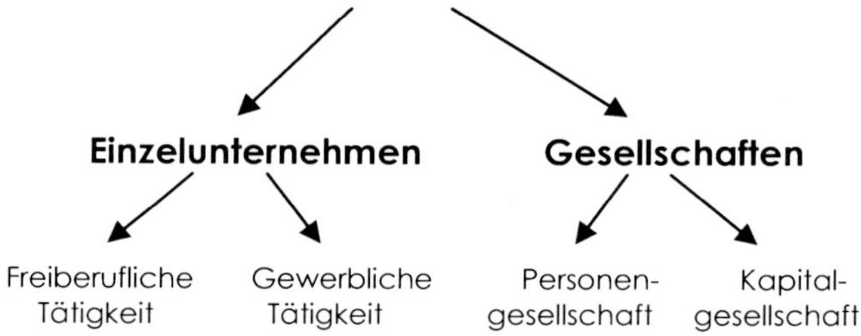

Ein Geistheiler, der alleine tätig wird und möglichst wenig Gründungsmodalitäten haben möchte wird sich als Einzelunternehmer betätigen, was für ihn auch die einzig sinnvolle Rechtsform ist. Nachfolgend ein kleiner Ausflug in die Rechtsformen:

Einzelunternehmen

Die von einer einzelnen Person und am meisten gewählte Rechtsform eignet sich gut für Freiberufler sowie für kleine und mittlere Gewerbebetriebe. Der Einzelunternehmer ist sein eigener Boss, trifft sämtliche Entscheidungen selbst und braucht sein Ergebnis nicht teilen. Dann gibt es noch folgenschwere Aufteilung (siehe nächste Seite):

Einzelunternehmen

Freiberufliche Tätigkeit	Gewerbliche Tätigkeit
Kein Handelsregistereintrag (HR).	HR-Eintrag nur, wenn Kaufmann gem. HGB.
Gewerbeanmeldung nicht erforderlich.	Gewerbeanmeldung erforderlich.
Haftung mit ganzem Geschäfts- und Privatvermögen.	Haftung mit ganzem Geschäfts- und Privatvermögen.
Steuern: Einkommensteuer Ggf. Umsatzsteuer	Steuern: Einkommensteuer Ggf. Umsatzsteuer Gewerbesteuer
Firma (Name): Vorname, Nachname, Bezeichnung; z.B. Lars Müller, Architekt	Firma (Name): Fast frei; wenn Kaufmann, dann Zusatz e.Kfm. oder e.K. erforderlich. Z.B. Essenzen Kaiser, Essenzen-Handel Lisa Kaiser e.K.,

Hinweise:

- Ansonsten gilt für beide bei der Firma: Sie darf nicht irreführend sein (also nicht z.B. Europa Essenzen-Handel Kaiser, wenn du deine Produkte nur in deiner Kleinstadt vertreibst) und sie muss sich gem. § 30 HGB „...von allen an demselben Ort oder in derselben Gemeinde bereits bestehenden und in das Handelsregister oder in das Genossenschaftsregister eingetragenen Firma deutlich unterscheiden".
- Zu Begriffsverwendungen gibt es in Kapitel 18 noch weitere Hinweise bzw. Einschränkungen für Geistheiler.

Gesellschaften

Personengesellschaften

Unter diesem Sammelbegriff treffen sich die Gesellschaft bürgerlichen Rechts (GbR bzw. umgangssprachlich: BGB-Gesellschaft), der eingetragene Verein (e.V.), die Partnerschaftsgesellschaft (PartnG), die Offene Handelsgesellschaft (OHG), die Kommanditgesellschaft (KG) sowie die Stille Gesellschaft.

Kapitalgesellschaften

Zu den bekanntesten Kapitalgesellschaften zählen die Gesellschaft mit beschränkter Haftung (GmbH) und die Aktiengesellschaft (AG).

Bei den Gesellschaften könnte ggf. die GbR in Fragen kommen, wenn du mit mehreren zusammen einen Geschäftsbereich führen willst. Das kann auch lediglich die gemeinsame Raumanmietung als Unternehmenszweck sein oder die Teilung einer Empfangsdame oder was auch immer.

Eine GmbH käme für die Geistheiltätigkeit ohnehin nicht in Betracht, da die ansonsten zu den freiberuflich tendierenden Einkünfte kraft Rechtsform zu Gewerblichen werden würden. Anders sieht es allerdings aus, wenn umfangreiche Seminartätigkeit oder Handel mit Produkten der Unternehmenszweck ist, deren Haftungsrisiko durch eine GmbH (auch einer kleinen) eingeschränkt werden könnte.

Kapitel 4:

Gewerbeanmeldung

Wie Kapitel 3 (Rechtsformen) zu entnehmen ist, ist bei den Einzelunternehmen nur für die gewerblich Tätigen eine Gewerbeanmeldung vorzunehmen. Für die freiberuflich Tätigen ist keine erforderlich bzw. darf sie nicht erfolgen. Die Unterscheidung bei Zweifelsfällen zwischen freiberuflicher und gewerblicher Tätigkeit ist ein extrem heißes Pflaster und obliegt ausschließlich einem Steuerexperten, da die Hoheitsgewalt beim Finanzamt liegt - daher wird die Thematik im Teil 6 (Steuern) weiter abgehandelt. Für einen Geistheiler darf keine Gewerbeanmeldung erfolgen bzw. spielt sie keine Rolle bei der Zuordnung in den Einkunftsarten – und darum geht es ja letztendlich. Eine Erläuterung dazu ist in Kapitel 25 (Einkommensteuer) zu finden.

Es folgt eine beispielhafte Aufzählung (detaillierte Ausführung bzgl. der freiberuflichen Tätigkeit siehe Kapitel 25 – Einkommensteuer).

Freiberufliche Tätigkeit	**Gewerbliche Tätigkeit**
Ärzte, Dolmetscher, Heilpraktiker, Journalisten, Krankengymnasten, Notare, Steuerberater ...	Herstellung und Handel von und mit Produkten, Lebensberatung, Schreibbüro ...
↓	↓
keine Gewerbeanmeldung	Gewerbeanmeldung erforderlich

Wo ist ein Gewerbe anzumelden

Beim Gewerbeamt, das je nach Gemeinde entweder im Rathaus oder einem anderen Verwaltungsgebäude untergebracht ist. Dasjenige Gewerbeamt ist für die Anmeldung zuständig, in dessen Gemeinde sich der Unternehmenssitz befindet.

Was braucht ein Einzelunternehmer für die Anmeldung

- Personalausweis oder Reisepass
- Bargeld für die Gebühren
- Nicht-EU-Bürger müssen zusätzlich eine Aufenthaltsgenehmigung vorlegen, in der die Aufnahme einer gewerblichen Tätigkeit erlaubt ist.

Die Anmeldung ist mittels bundeseinheitlichen Vordrucks vorgeschrieben, der meist auch online heruntergeladen werden kann. Das Ausfüllen der Tätigkeitsangaben ist jedoch weder bundes- noch landeseinheitlich geregelt. Vielmehr strickt hier jede Gemeinde seinen eigenen Strumpf. Das bedeutet, dass es keine Liste gibt, in der alle Berufe und Tätigkeiten aufgeführt sind, für die ein Gewerbe angemeldet werden muss oder nicht erfolgen darf - jede Eintragung, egal ob „rechtmäßig“ oder nicht, hat ja Konsequenzen. Der Geistheiler ist mal eintragungspflichtig, mal ist er es nicht. Manche Gemeinden unterscheiden zudem zwischen Heiler und Geistheiler, die sie dann auch noch unterschiedlich zuordnen, was noch weniger Sinn macht.

Oft erhält man den Gewerbeschein gleich bei der Anmeldung mit, ansonsten wird er nachgeschickt. Ist für die Ausübung der Tätigkeit der Eintrag in die Handwerksrolle erforderlich, dann diese bei der Handwerkskammer beantragen, denn eine Gewerbe-Anmeldung alleine legitimiert im Handwerksbereich nicht zum Arbeiten.

Die angemeldete Tätigkeit sollte immer weit gefasst sein, ansonsten kann sie durchaus mehrere Gewerbeum-, ab- und wieder -anmeldungen auslösen. Diese Gebühren sind womöglich besser in einem netten Restaurantbesuch investiert. Beispiel: Verkaufst du Steinchen, Essenzen, Öle und dergleichen, dann nicht angeben „Essenzverkauf", sondern „Verkauf von esoterischen Produkten". Zudem ist bei jedem Umzug dem Gewerbeamt die neue Adresse mitzuteilen.

Was passiert nach der Anmeldung

Je nach Vernetzung verständigt das Gewerbeamt unterschiedliche Stellen und Behörden. Darunter zählen das Finanzamt und weitere regional unterschiedliche gewerbespezifische Institutionen wie z.B. die Industrie- und Handelskammer, das Registergericht, die zuständige Berufsgenossenschaft u.ä., die sich dann bei dir melden. Eigentlich eine feine Sache, wenn die Tätigkeit eintragungspflichtig ist, jedoch ärgerlich, wenn dem nicht so ist. Die Zeiten, an denen man jeden Selbständigen bedenkenlos auf das Gewerbeamt schicken konnte sind längst vorbei. Selbst unachtsame Steuerberater erleben hier ungemütliche Überraschungen.

Kapitel 5:

Wettbewerbsrecht UWG

Das Gesetz gegen den unlauteren Wettbewerb (UWG) wurde 2004 neu gefasst und es gibt auch schon ein Änderungsgesetz (2008) bzgl. der Harmonisierung mit dem EU-Recht dazu. Damit sind dann auch endgültig die Maulkörbe, die man einigen Berufsgruppen aufgesetzt hatte aus der Mode (z.B. bei Rechtsanwälten, Steuerberatern, zum Teil im Gesundheitswesen), d.h. Werbung ist für diese Gruppen nicht mehr absolut verboten, sondern unterliegt starken Reglementierungen.

Verboten ist lt. § 4-7 UWG *(beispielhaft)*
Angstwerbung, Aggressive Verkaufsmethoden, Behinderung der Mitbewerber, Gewinnspiele mit Kaufverpflichtung, Herabsetzung der Mitbewerber, Irreführung z.B. durch vorspielen falscher Tatsachen oder vorgaukeln der Notwendigkeit einer Leistungsinanspruchnahme; Manipulation der Marktteilnehmer, Nachahmung der Ware oder Dienstleistung, Schleichwerbung, Täuschung, Titelberühmung, unzumutbare Belästigung z.B. als unaufgeforderte Werbeanrufe oder –mails an Unbekannte

Tipp: Die „Einigungsstellen zur Beilegung von Wettbewerbsstreitigkeiten" zwischen zwei Parteien werden als Schlichtungsstellen bei den Industrie- und Handelskammern geführt und unterstützen bei der Beilegung von Konflikten, ohne dabei das Gericht bemühen zu müssen.

Zudem liegt eine Wettbewerbsverzerrung zu Lasten von Geistheilern vor, da Vertreter gesetzlich anerkannter Berufe, die zusätzlich Geistheiler sind, Geistheilsitzungen gegenüber Krankenkassen abrechnen können. Beispiel: Ein Heilpraktiker, der auch Geistheiler ist, behandelt einen Patienten mit Reiki und kann dann in einem offenen Abrechnungsposten (der nicht näher erläutert werden muss und in regelmäßigen Abständen in Anspruch genommen werden kann) seinem Patienten die Leistung in Rechnung stellen. Dieser wiederum erhält dann unter Umständen die Kosten von seiner Kasse nach Beantragung erstattet. Die Umstände sind: Gesetzlich Versicherte mit entsprechendem Zusatzvertrag und Privatversicherte, die keinen abgespeckten Mindestvertrag haben, werden die Leistungen erstattet bekommen. Klienten hingegen, die einen Geistheiler beauftragen, der kein Arzt oder Heilpraktiker ist, müssen das Honorar für eine energetische Sitzung aus eigenen Mitteln aufbringen und bekommen die Kosten nirgends erstattet. Dazu kommt dann noch die Verwendung anderer energetischer Methoden wie z.B. Akupunktur oder Emotional Freedom Techniques (EFT), die von Vertretern gesetzlich anerkannter Berufe ausgeführt werden und wieder bei einer Kasse zur ggf.(Teil-)Erstattung vorgelegt werden bzw. einfach in den abrechnungsmöglichen Posten einfließen, da es Bestandteil der Therapie ist.

Kapitel 6:

Heilmittelwerbegesetz HWG

Für Werbung im Bereich des Gesundheitswesens gelten zum Schutz des Volkes verschärftere Bedingungen, die der Gesetzgeber bei Überschreitung ahndet. Das HWG konzentriert sich darauf, dass bei Werbung alles verboten ist, was ein Heilversprechen ist oder als solches gesehen werden kann und das ist recht eng auszulegen. Der Schutz des Bürgers steht an oberster Stelle.

Nachdem Geistheiler noch nicht ihre richtige Position erreicht haben (Kapitel 15 Legitimation), besteht Verwirrung dahingehend, an was sie sich denn nun zu halten haben und an was nicht, denn das HWG ist ein „Gesetz über die Werbung auf dem Gebiet des Heilwesens“ und Geistheiler heilen laut Gesetz nun mal nicht, sondern aktivieren lediglich die Selbstheilungskräfte. Dieser Begriff ist mittlerweile ein gängiger Slogan geworden, den viele für sich als Werbeschlager übernommen haben, ohne dass sie auf dem Gebiet des Gesundheitswesens tätig sind. Hier ist nicht auf die Bezeichnung zu achten, sondern auf die Betätigung und die hat ganz klar mit dem Gesundheitswesen zu tun, so dass sich auch Geistheiler an das HWG zu halten haben und damit leider auch extrem benachteiligt sind, denn sie haben keine Fachkreise, innerhalb derer die Kette um den Hals bei weitem nicht so eng geschnürt ist bzw. manches klar erlaubt ist.

Verboten ist bei Werbung für Geistheiler *(beispielhaft)*
Nennung von Anwendungsgebieten z.B. bestimmte Krankheiten, Organe, Körperteile etc., Begriffe wie: heilt dieses, befreien sie sich von, beseitigt jenes, gut für, anzuwenden bei, löst Blockaden, heilt immer; Werbe-Fotos oder Werbe-DVD´s mit Geistheiler + Klient bei der Arbeit oder Geistheiler in kompletter weißer Kleidung, Veröffentlichung von Dankes- Anerkennungs- und Empfehlungsbriefen sowie Krankengeschichten einschließlich Bilder vor + nach der Behandlung; Angst auf Tod und Krankheit schüren oder ausnutzen; Nutzung fremdsprachlicher Wörter, sofern diese nicht Teil des deutschen Sprachgebrauchs geworden sind; Werbung für Kinder < 14 J.;

Hinweise und Informationen für UWG und HWG:

- Das Verbot gilt natürlich auch für Produkte, die du verkaufst oder kostenlos anbietest und ihnen eine Heilwirkung zusprichst wie z.B. Heilessenzen, Heilsprays, Heilsalbe, Heilschmuck etc. Hier geht es darum, was ein potentieller Klient dahinter vermutet aufgrund der Bezeichnung.

- Als Geistheiler hast du darauf zu achten, dass auch andere Personen auf ihren Webseiten etc. dich nicht als Wunderheiler o.ä. darstellen – praktisch ist das jedoch nicht vollumfänglich umsetzbar, da nicht verlangt werden kann, dass man alle Webseiten durchstöbert. Fällt dir aber etwas auf, dann unterbinden.
- Die Regelungen sind in ihrer Auslegung auch wie eine Quadratur des Kreises: Einerseits darf ein Geistheiler nicht damit werben, dass seine Methode für eine bestimmte Krankheit besonders geeignet ist, andererseits soll aber auch nicht damit geworben werden, dass es sich um ein Mittel bzw. eine Methode handelt, die für alles anzuwenden ist.
- Ein Geistheiler wurde zur Unterlassung bestimmter Werbeaussagen betreffend „Beckenschiefstandkorrektur" auf seiner Internetseite aufgefordert (BvR 1226/06 vom 20.3.2007), was zeigt, das Verstöße schon mal vor Gericht landen können.
- Keine astreine Werbung:
  1) Die Werbung für ein Sonderheft eines großen Verlages im November 2010 lautete: „Finden Sie den richtigen Arzt!" Nach den Regeln der Kommunikation heißt das: Es gibt auch Falsche (auf Schmusekurs mit „Herabsetzung von Mitbewerbern").
  2) Die Aufforderung sich gegen den H1N1-Virus impfen zu lassen misslang – lediglich etwa 8 % der Deutschen ließen sich gegen die Schweinegrippe impfen und schätzungsweise ¼ Milliarde Euro wurde dabei in den Sand gesetzt (Liebelei mit der „Angstwerbung").
- Wettert ein Arzt gegen einen Geistheiler, dann fällt das weder unter das UWG oder HWG, sondern ist ggf. eine üble Nachrede oder eine Beleidigung, da Geistheiler keine Mitbewerber im Sinne dieses Gesetzes sind. Jedoch ist das immer ein schwammiger Bereich, selbst wenn Zeugen vorhanden sind.
- Werbung ist alles, was du nach außen hin sichtbar machst und Präsentationszwecken dient. Dazu zählt jedoch z.B. <u>nicht</u> etwaiges Unterrichtsmaterial für Heilerausbildungen.
- Weitere Ausführungen gibt es in Kapitel 18 (Begriffsverwendungen).

Besonderheit bei Werbung für Fernleistung

Der Wortlaut des § 9 HWG ist folgender:

„Unzulässig ist die Werbung für die Erkennung oder Behandlung von Krankheiten, Leiden, Körperschäden oder krankhaften Beschwerden, die nicht auf eigener Wahrnehmung an dem zu behandelnden Menschen oder Tier beruht (Fernbehandlung)."

Das Gesetz nutzt den Begriff „Fernbehandlung" für etwas, das eine „Ferndiagnose" ist und mit der Fernbehandlung eines Geistheilers nichts gemeinsam hat. Bis das mal auseinander dividiert ist, ist Werbung in diesem Bereich sorgsam abzuwägen.

Kapitel 7:

Urheberrechte

Ein Urheberrecht ist ein Recht zum Schutze persönlichen und geistigen Eigentums von Werken der Literatur, Wissenschaft und Kunst lt. § 1 des Urheberrechtgesetzes (UrhG) und entsteht automatisch bei der Erschaffung des jeweiligen Objektes. Zwar ist Deutschland das Land der Dichter und Denker und belegt regelmäßig vordere Plätze, wenn es um die Anzahl neuer Patente geht, so dass man den Eindruck gewinnen könnte wir stricken gerne unsere eigenen Socken. Doch dem ist ganz offensichtlich nicht so, wenn wir die wachsende Zahl der Abmahnvereine betrachten, die Verletzungen von Eigentumsrechten ahnden. Grundsätzlich gilt: Lieber selber machen und formulieren als bei Fremden abkupfern, denn das könnte teuer werden.

Beispiele von Verletzungen des Eigentums: Herunterladen von Bildern, Logos, Filmen und Musikstücken vom Internet; Übernehmen von Textpassagen aus Publikationen jeder Art z.B. aus Büchern, Seminarunterlagen, Internetseiten, Flyern und vieles mehr. Zu den wenigen Ausnahmen gehören z.B. Zitate, die mit Nennung des Urhebers straffrei wiedergegeben werden dürfen.

Bedenke: Wenn dir etwas gefällt und du es gerne übernehmen möchtest, dann immer vor Verwendung beim Eigentümer bzw. dem, der die Rechte hält nachfragen und schriftlich sowie detailliert genehmigen lassen. Einfach kopieren und mit Quellenhinweis in deine Präsentationsunterlagen aufnehmen reicht nicht und verletzt ebenso die Urheberrechte des Erschaffers. Und: Es gibt Softwareprogramme, die sagen können welcher PC etwas heruntergeladen hat – gerne sind diejenigen Webseiteninhaber mit Abmahnvereinen verbunden. Das Urheberrecht erlischt i.d.R. 70 Jahre nach dem Tod des Urhebers. Kürzere Schutzdauern gibt es auch. Gesetzestexte sind dagegen überhaupt nicht urheberrechtlich geschützt, sofern sie z.B. von der Internetseite der Bundes- oder Landesregierung heruntergeladen werden (das gilt nicht, wenn Verlage den Text bearbeitet haben).

Bei Erhalt einer Abmahnung gilt: Immer reagieren, selbst wenn der Kläger im Unrecht ist – die Fristen sind in der Regel recht kurz und bereits die Abmahnung berechtigt dem Abmahner Gebühren zu berechnen. Verletzt jemand deine Rechte – dabei musst du dir ganz sicher sein und es zweifelsfrei beweisen können - und du willst dessen Adresse ausfindig machen, so sind die Einwohnermeldeämter gegen eine geringe Gebühr gerne behilflich (ohne das derjenige davon erfährt). Falsche Anschuldigungen oder Abmahnungen ohne Beweise können auch recht unangenehme Folgen haben. Eigene Rechte an einer Marke - so ist der rechtliche Begriff - können beim Deutschen Patent- und Markenamt eingetragen werden, wenn die Marke in Deutschland geschützt werden soll. Ansonsten kann man sie auch europaweit oder sogar weltweit schützen lassen. Entweder man macht die Anmeldung selbst oder nutzt einen Patentanwalt, der einem die Recherche abnimmt. Die Anmeldegebühr für ein 10-jähriges Patent für Deutschland beträgt € 300 (www.dpma.de). Das Zeichen ® signalisiert, dass etwas geschützt ist. Doch nicht alles, was geschützt ist trägt auch dieses Zeichen, so dass man sich auf keinen Fall darauf verlassen sollte.

Copyright

Das Copyright wird als © abgekürzt und ist lediglich eine Dokumentation des Urheberrechtes. Es muss nicht auf deinen Werken enthalten sein, es versteht sich von selbst. Wird © genutzt, dann ist zu beachten, dass der tatsächliche Rechtsinhaber genannt wird, z.B. Vor- und Nachname und nicht ein Phantasiename deines Ladens – außer dieser ist in einem Register eingetragen.

Unrecht

Bist du im Unrecht, dann kannst du dich nicht damit freikaufen, indem du dich damit entschuldigst, dass es andere auch so machen. Beispiel: Du lädst unberechtigt Fotos von fremden Webseiten herunter, obwohl der Webseiteninhaber keine Erlaubnis dazu erteilt hat. Damit hast du seine Urheberechte verletzt, ganz gleich ob das tausend Andere auch so machen oder nicht (bei Fotos gibt es Urheberrechte vom Fotografen und zusätzlich von den Personen, wenn da welche drauf sind).

Kapitel 8:

Künstlersozialkasse

Künstler nehmen in unserer Gesellschaft sozialversicherungsrechtlich eine besondere Stellung ein – nur scheint das kaum einer zu wissen – hier wurde irgendwie vergessen, den abgabepflichtigen Unternehmen Bescheid zu sagen, so dass diese rückwirkend Beiträge für bis zu fünf Jahre nachentrichten müssen, sofern sie selbständige Künstler unter bestimmten Bedingungen beauftragt hatten. Zudem ist der Begriff „Künstler“ im Gesetz nicht eindeutig definiert, was noch mehr Verwirrung stiftet.

Die Künstlersozialversicherung gehört zur gesetzlichen Sozialversicherung und ermöglicht freien Journalisten, Publizisten und Künstlern (auch Grafiker und Webdesigner zählen dazu) sich in der Renten-, Kranken- und Pflegeversicherung sozial abzusichern. Dabei zahlen sie lediglich etwa den halben Beitrag, den Rest legt der Staat drauf, und sie erhalten dafür den vollen Anspruch. Die zuständige Kasse nennt sich Künstlersozialkasse.

Ungerecht wird es, wenn wir zur Künstlersozialabgabe kommen, für die der Bund der Steuerzahler

Deutschland e.V. ohnehin bei der Bundesregierung eine Abschaffung gefordert hat, da sie unzumutbar sei. Diese Abgabe wird - anders als die Versicherung - nicht vom Versicherten selbst bezahlt, sondern ist von demjenigen Unternehmen zu blechen, das den betreffenden Künstler engagiert hat und zwar unabhängig davon, ob der Künstler überhaupt Mitglied in der Künstlersozialkasse ist oder nicht. Die jährliche Abgabe ist dann fällig, wenn nicht nur gelegentlich Aufträge an Künstler vergeben werden, wobei „nicht gelegentlich" mit mehr als drei Veranstaltungen jährlich beziffert wird.

Quellen: www.steuerzahler.de, www.kuenstlersozialkasse.de, Auskunft der Künstlersozialkasse, www.gesetze-im-internet.de

Kapitel 9:

GEMA

Die Aufgabe der Gesellschaft für musikalische Aufführungs- und mechanische Vervielfältigungsrechte, kurz GEMA genannt, besteht darin, Urheberrechte zu schützen, genauer gesagt Urheberrechte für sämtliche verfügbaren geschützten Musikwerke. Ihre Berechtigung nimmt sie aus gleichlautenden Verträgen mit Komponisten und Ähnlichem.

Die GEMA schützt zum Einen die Rechte von Musikerschaffern und dergleichen bzw. deren Vertreter, andererseits steht sie recht arg in Kritik, so dass es in 2009 eine Petition mit dem Zweck zur Reform der GEMA mit knapp 107.000 Unterzeichnern gab. Dem gegenüber stehen lediglich an die 60.000 Mitglieder, welche die GEMA vertritt. Laut der zuständigen Internetseite des Deutschen Bundestages ist die Petition noch „in der parlamentarischen Prüfung". Zu verfolgen ist das Ganze auf der Seite https://epetitionen.bundestag.de unter dem Stichwort: „Bürgerliches Recht – Gesellschaft für musikalische Aufführungs- und mechanische Vervielfältigungsrechte". Lassen wir uns überraschen und hoffen auf eine gerechtere und einfachere Regelung. Bis auf Weiteres gelten die bisherigen Bestimmungen. Einige davon habe ich herausgefischt:

Grundsätzlich gilt: Produkte, welche **durch die GEMA geschützt** sind (das sind solche, die dort angemeldet sind), sind vor der öffentlichen Verwendung bei der GEMA anzumelden. Dabei gilt u.a.:

Die Nutzung von Hintergrundmusik bei Behandlungen und in Warteräumen ist gebührenpflichtig und zwar nicht pro Sitzung oder Stunde, sondern als Pauschalvertrag. Der Tarif ist gestaffelt nach der Raumgröße und nach der Kündigungsmöglichkeit - diese ist monatlich, vierteljährlich oder jährlich wählbar. Musik in Telefonwarteschleifen, auf Anrufbeantwortern sowie auf Webseiten ist ebenso gebührenpflichtig nach einem Pauschalarrangement. Dagegen gilt für Seminare und Workshops der Tarif für Veranstaltungen. Dieser berechnet sich auch auf der Grundlage der Raumgröße und richtet sich jedoch zusätzlich noch nach dem Eintritt und ist pro Veranstaltung zu entrichten. Nachdem bei einem Seminar der Seminarinhalt und nicht die Musik im

Vordergrund steht gilt hier der Tarif „ohne oder bis zu € 1,00 Eintritt". Bei reinen Musikveranstaltungen dagegen gilt der Eintrittspreis als Gebührenberechnungsgrundlage.

Erfreulich waren diese Auskünfte:

- Das Brennen von CD´s für die Familie ist frei – hier nannte man mir die Grenze von 5 Stück (darunter fällt wohl auch das Kopieren auf andere Medien, z.B. auf i-Pod, iTablet u.a.).
- Das Erstellen einer CD mit Hintergrundmusik bei einer Sitzung z.B. um ein Channeling oder Reinkarnationsreise aufzunehmen ist frei (gewiss erst dann, wenn die Hintergrundmusik vorher angemeldet war).

Zusätzlich gibt es noch weitere urheberrechtliche Verwertungsgesellschaften z.B. die VG-Musikedition: www.vg-musikedition.de.

Wer das Ganze umgehen will, dem stehen zwei Möglichkeiten zur Verfügung: Entweder man benutze einfach **gemafreie Produkte**, die auch ganz toll und in einer immer größer werdenden Auswahl angeboten werden (siehe „Links") oder man produziert selbst Musik mit einer entsprechenden Profi-Software - allerdings nur für Geübte, wenn ein Hörgenuss herauskommen soll (willst du dabei jedoch nichts Neues kreieren, sondern alte Musikstücke nachspielen, dann ist darauf zu achten, dass der Rechteinhaber mind. schon 70 Jahre tot ist). Bei manchen gemafreien Musikanbietern können Lizenzen erworben werden, die einem ermöglichen z.B. eine eigene Entspannungs-CD zu produzieren um diese mit geführten Phantasiereisen, Autogenem Training, Channelings etc. und der gekauften Hintergrundmusik zu bestücken.

Die Nutzung von gemafreier Musik ist im Vorfeld nicht bei der GEMA anzumelden (sonst hätten die nichts anderes mehr zu tun), doch hat sich die GEMA ein Recht errungen, dass sie CD´s mit der gespielten Musik zur Kontrolle einfordern darf, wenn sie z.B. Kenntnis von einer Veranstaltung erlangt, um nachzuprüfen, ob gemapflichtige Musik gespielt wurde.

Quellen: GEMA-Generaldirektion München, GEMA-Bezirksdirektion Nürnberg und www.gema.de

Kapitel 10:

Gebühreneinzugszentrale GEZ

Die Aufgabe der GEZ ist es, Rundfunkgebühren einzuziehen - auch für Rundfunkgeräte in Unternehmen. Wobei (wie im Privatbereich) nicht unterschieden wird, ob das Gerät auch tatsächlich genutzt wird – die alleinige Empfangsfähigkeit reiche aus. Die GEZ wurde zwar im Dezember 2010 reformiert, die Neuerungen betreffen jedoch nur den Privatbereich und treten zudem erst 2013 in Kraft. Bei den Unternehmen gelten nach wie vor folgende Regelungen:

Befinden sich in betrieblichen Einrichtungen Empfangsgeräte, dann sind diese der GEZ durch den Unternehmer zu melden. Der Unternehmer haftet auch für seine Arbeitnehmer, die solche Geräte nutzen. Der Arbeitgeber kann allerdings die Kosten von den nutzenden Arbeitnehmern z.B. im Zuge der

Gehaltsabrechnung einbehalten. Gemeldet werden müssen jedoch nicht alle Geräte. Es ist im Einzelfall zu prüfen um was es sich genau handelt. So reicht es z.B. aus, wenn das Autoradio im Firmenwagen oder das Firmenradio gemeldet ist – die fünf restlichen internetfähigen PC´s der Angestellten sind dann frei. Oder es reicht, wenn das Radio gemeldet ist und die restlichen lt. GEZ-Sprache „neuartigen Empfangsgeräte" (= z.B. internetfähiges Handy, i iPhone, iTablet, iPad etc.), sind dann auch frei.

Nachdem die GEZ eine öffentlich-rechtliche Institution ist, haben manche Behörden ein Weiterleitungs-Meldeverfahren, indem z.B. der GEZ gemeldet wird, wenn jemand umzieht oder ein Gewerbe anmeldet.

Quellen: Auskunft der GEZ sowie www.gez.de

Kapitel 11:

Öffnungszeiten

Bei der Gestaltung der Öffnungszeiten einer Praxis gibt es kaum Grenzen, da das Ladenschlussgesetz nicht für Praxen gilt. Das Ladenschlussgesetz gilt für den Handel und ist zudem nicht bundeseinheitlich geregelt, da die Gesetzesgewalt bereits 2006 vom Bund auf die Länder übergegangen ist. Somit kann jedes Bundesland für sich selbst entscheiden, wie die Landeschlusszeiten sein sollen.

Als einziges Bundesland nahm Bayern dieses Gestaltungsrecht nicht in Anspruch und hat nach wie vor die Ladenschlusszeiten des Bundes. Diese sind:

Montag bis Samstag darf zwischen 6°° und 20°° Uhr gearbeitet werden. Sonn- und Feiertag nicht (da gilt dann das Feiertagsgesetz, das für alle gilt – für Handel und für Dienstleister). Ausnahmen gibt es z.B. für Notdienst am Sonntag. Ladenschlusszeiten wurden zum Schutz für Arbeitnehmer festgesetzt. Ein Selbständiger darf gewiss auch noch arbeiten, nachdem er sein Geschäft geschlossen hat. Für Praxen, Kanzleien & Co haben sich hierzulande die Tage Montag bis Freitag als Arbeitstage etabliert. Samstag ist jedoch nicht verboten. Es entscheide also jeder selbst, zu welchen Zeiten er arbeiten möchte bzw. wann seine Zielgruppe Zeit hat. Zudem ist es insbesondere mit Arbeitnehmern im Einzelfall zu prüfen wie lange diese arbeiten dürfen, so lautete die Auskunft.

Quellen: Auskunft des Bayerischen Staatsministeriums für Arbeit und Sozialordnung sowie www.gesetze-im-internet.de

Kapitel 12:

Allgemeine Geschäftsbedingungen AGB

AGB´s sind Bedingungen zwischen Leistungsgeber und Leistungsnehmer und werden auch als das Kleingedruckte bezeichnet. Werden sie nicht gesondert vereinbart, dann gelten die AGB´s laut BGB – es gibt aber auch Klauseln, die gesetzlich unwirksam sind und nicht vereinbart werden können. Für dich als Leistungsgeber ist es zu empfehlen, einige Dinge die dir wichtig erscheinen zu regeln und öffentlich zu machen z.B. im Internet oder durch Aushang. Die AGB´s werden jedoch nur dann Vertragsbestandteil, wenn dein Klient sie auch akzeptiert hat, d.h. wenn er sie bei der Anmeldung am besten schriftlich bestätigt hat – dann hast du den Beweis - daher eignet sich eine Anmeldemaske auf deiner Webseite gut mit entsprechender Vereinbarung. Ansonsten bist du in Beweisnot, denn der Aushang in deinen Räumen reicht nicht, wenn dein Klient einen Termin hat platzen lassen, weil er den Aushang ja nicht sehen konnte. Anders ist es allerdings, wenn dein Klient auch Geschäftsmann ist (z.B. wenn ein Heilpraktiker zu dir kommt): Hier gelten die AGB´s auch bei mündlicher Terminvereinbarung als akzeptiert – das gilt auch für dich – also nicht einfach Termine platzen lassen, sonst kann ein Mahnbescheid ins Haus flattern.

Tipps: Zumindest AGB´s für die Zahlung von Sitzungen / Ausbildungen etc. vereinbaren und auch tatsächlich bei Nichteinhaltung ahnden. Manche Selbständige im Gesundheitsbereich lassen dann die volle Stunde zahlen oder geben keinen Termin mehr. Je klarer du bist mit deiner Intension, desto einfacher ist es für den anderen. Und: Du nimmst damit jeden anderen (=deinen Klienten) die Chance Eigenverantwortung zu zeigen, wenn du dauernd „danke“ sagst, wenn sie Termine nicht ernst nehmen. Wenn du dich nicht ernst nimmst, wer soll es denn dann tun? Besteht eine Forderung zu Recht (weil die Leistung erbracht wurde) und der Klient will partout nicht zahlen, dann kann auch an die Ausstellung eines Mahnbescheides gedacht werden. Formulare hierzu sind im Schreibwarenladen erhältlich oder online herunter zu laden.

Kapitel 13:

Sozialversicherungsrecht

Die gesetzlichen Regelungen rund um das Sozialrecht sind im Sozialgesetzbuch (SGB) nieder geschrieben. Dieses hat zwölf Teile bzw. (Unter-) Bücher, die abgekürzt so dargestellt werden: SGB I bis SGB XII.

Allgemeines

Menschen, die in einem sozialversicherungspflichtigen Angestelltenverhältnis tätig sind, werden bereits bei der Gehaltsabrechnung die gesetzlichen Sozialversicherungsbeiträge automatisch abgezogen. Diese sind Rentenversicherung (=RV), Arbeitslosenversicherung (=AV), Krankenversicherung (=KV) und die Pflegeversicherung (=PV). Die Beiträge werden max. bis zu einer jährlich veränderbaren Beitragsbemessungsgrenze (=BMG) durch Anwendung eines Prozentsatzes erhoben.

Rentenversorgung

Nebenberuflich Selbständige

Bei den nebenberuflich Selbständigen wie auch den Besserverdienern (Gehalt über BMG) bleibt zu überlegen, ob man eine Renten-Zusatzversicherung bei einem privaten Rentenversicherer abschließt. Dieser sollte allerdings solide und zuverlässig sein, ohne dass man befürchten muss, dass das

Versicherungsunternehmen pleitegeht bevor überhaupt der Rentenauszahlungsturnus beginnt.

Hauptberuflich Selbständige

Der Gedanke an die Rentenversorgung tritt bei einer Existenzgründung tendenziell erst mal in den Hintergrund, doch sollte er nicht ganz vergessen werden. Menschen, die aus einem rentenversicherungspflichtigem Arbeitnehmerverhältnis oder Arbeitslosenverhältnis (hier trägt die Gemeinschaft die Rentenversicherungsbeiträge) in die Selbständigkeit wechseln, haben die Möglichkeit beim gesetzlichen Rentenversicherungsträger freiwillig Beiträge weiter zu bezahlen (kurze Frist beachten). Damit sichert man sich ggf. Ansprüche zur gesetzlichen Berufsunfähigkeitsrente oder die Kostenübernehme einer Kur ab. Ob die Zahlung freiwilliger Beiträge sinnvoll ist angesichts der arg mageren Rendite muss sich jeder selbst überlegen – zudem gilt: Wer einmal drin ist und freiwillig Beiträge bezahlt, kommt nicht mehr raus aus der Verpflichtung.

Besonderheit

Selbständige Lehrer sind nicht von der gesetzlichen Rentenversicherungspflicht befreit. Lehrer sind z.B. Geistheiler, die Ausbildungen anbieten; Yogalehrer, Fahrlehrer, Schwimmlehrer, Gesangslehrer etc. – der Begriff ist sehr weit gefasst. Diese Personen sind dann mit den jeweiligen Einkünften (=Einnahmen-Ausgaben) bis zur BMG rentenversicherungspflichtig, wenn folgende Voraussetzungen vorliegen:

Diese Einkünfte überwiegen, die Einkünfte sind über der Geringfügigkeitsgrenze und man hat keinen sozialversicherungspflichtigen Arbeitnehmer beschäftigt. Ein Antrag auf Befreiung kann für die ersten drei Jahre bei der „Deutschen Rentenversicherung Bund" gestellt werden - der wird jedoch auch rückwirkend noch gewährt, wenn jemand auffliegt.

Tipp: In der Praxis sieht das so aus, dass diese Regelung kaum einer kennt und dann überrascht ist, wenn auf einmal eine Aufforderung kommt und die rückwirkenden Jahre (begrenzt) nachzuzahlen sind. Umgehen kann man das mit der Gründung einer GmbH, bei der man dann als Gesellschafter nicht mehr selbständig tätig ist, sondern Angestellter ist.

Krankenversicherungsrecht

Seit 2009 besteht für alle Personen mit Wohnsitz in Deutschland Krankenversicherungspflicht. Dabei unterscheiden wir zwischen zwei Arten von Krankenversicherung: Gesetzlicher Krankenversicherung (nutzen etwa 90 % der Bundesbürger) und Privater Krankenversicherung (nutzen etwa 10 % der Bundesbürger). Wer sich wo versichern kann bzw. muss, dass ist von Bedingungen abhängig und anhand des Gesamtbildes zu beurteilen.

Nebenberuflich Selbständige

... die gesetzlich krankenversichert sind, sind angehalten die Aufnahme einer selbständigen Tätigkeit ihrer Krankenversicherung mitzuteilen. Diese entscheidet dann, ob überhaupt zusätzlich Beiträge (max. bis zur BMG) zu entrichten sind.

… die privat krankenversichert sind brauchen nichts weiter tun, denn die Beiträge sind unabhängig von Einkünften zu bezahlen.

Hauptberuflich Selbständige

… die vor Aufnahme der Selbständigkeit in einer gesetzlichen Krankenversicherung waren, unabhängig davon ob gesetzlich pflichtversichert (Gehalt unter BMG) oder freiwillig versichert (Gehalt über BMG) können sich entscheiden, ob sie bei der bisherigen gesetzlichen Krankenkasse bleiben oder ob sie sich bei einer privaten Krankenkasse versichern wollen.

… die vor Aufnahme der Selbständigkeit bereits privat krankenversichert waren müssen bei dieser bleiben bzw. können nur zu einer anderen Privaten Krankenkasse wechseln (Kündigungszeiten beachten!). Der Weg zurück in die gesetzliche Krankenversicherung ist nicht mehr möglich, außer man nimmt wieder ein Angestelltenverhältnis auf und beachtet bestimmte Bedingungen.

Gesetzliche oder Private Krankenversicherung

Ob man in eine Private Krankenversicherung wechseln soll oder nicht ist immer sorgsam abzuwägen. Manche sind total glücklich und zufrieden, andere dagegen würden sich nicht mehr privat krankenversichern, wenn sie nochmals die Wahl hätten, daher das Wichtigste zusammengefasst:

Gesetzliche Krankenversicherer

- Es gibt eine große Auswahl und der Wettbewerb ist aktiv: AOK, Barmer GEK, DAK, TK, BKK´s etc.
- Müssen jeden versichern (Ausnahmen: Manche BKK´s, die nur für die jeweiligen Arbeitnehmer der dazugehörigen Firma offen sind). Es gibt keine Gesundheitsprüfung und auch keine Ablehnung.
- Beitragsfreie Mitversicherung Familienangehöriger möglich (abgängig von deren Einkünften)
- Beitragshöhe bemisst sich nach den Einkünften (Einkommensteuerbescheid ist jährlich vorzulegen bei voller Selbständigkeit) und ist gedeckelt und zwar max. der volle Beitragssatz auf die BMG. Bei negativen oder geringen Einkünften ist ein Mindestbeitrag zu entrichten, ggf. gibt es eine Beitragsreduzierung.
- Haben meist auch unterschiedliche Zusatz-Tarife unter denen man auswählen kann: Mit oder ohne Krankentagegeld, mit Naturheilbehandlung etc.
- Arztrechnungen werden direkt von der Krankenkasse bezahlt und der Arzt weiß, was er in Rechnung stellen kann.

Private Krankenversicherer

- Vor Eintritt in eine Private Krankenversicherung ist eine Gesundheitsprüfung zu machen, d.h. man bekommt einen Fragebogen und füllt den dann aus. Es kann auch sein, dass die Versicherung beim Arzt zurückfrägt. Bei Vorerkrankungen wird ggf. ein Risikozuschlag zusätzlich zum Beitrag fällig. Ablehnung ist möglich.
- Größeres Leistungsangebot.

- Besserer Service.
- Für jedes Familienmitglied ist ein Beitrag zu zahlen, keine Mitversicherung möglich. Frauentarife dürfen nicht mehr teurer sein als Männertarife (gilt für Neuverträge ab 2012).
- Beiträge sind unabhängig vom Einkommen zu entrichten, sind nicht gedeckelt und können deshalb ordentlich höher sein als der Maximalbeitrag zur gesetzlichen Krankenkasse.
- Du bist Vertragspartner gegenüber dem Arzt, bekommst die Rechnung und musst sie direkt an ihn bezahlen.

Gedankenanstöße

- Nie Krankenversicherung kündigen, wenn noch keine neue Mitgliedschaft vorhanden ist.
- Keine zu kleine gesetzliche Krankenkasse auswählen, die womöglich Pleite geht noch bevor sie mit anderen Kassen fusionieren kann.
- Nicht locken lassen durch Billigangebote privater Krankenversicherer. Was nützt es, wenn du monatlich € 50 bezahlst, aber dafür eine Selbstbeteiligung von € 5.000 hast?
- Arzt weiß nicht welchen Tarif du hast, er sieht nur anhand der Karte „Privatpatient". Das kann auch bedeuten, dass er Leistungen in Rechnung stellt, die in deinem Spartarif gar nicht enthalten sind und die deshalb deine Kasse auch nicht erstattet. Für einen Laien können Arztrechnungen bzgl. der Begriffe schlecht bzw. überhaupt nicht kontrolliert werden.
- Privat versichert kann auch heißen, du musst den Rechnungsbetrag vorstrecken, da deine Versicherung länger zum Bearbeiten braucht als das Zahlungsziel deines Arztes ist.
- Privat versichert kann zudem bedeuten, dass du „amtliches Arzthopping" machst, damit viele etwas von dir bzw. deiner Versicherung haben, egal wie sinnvoll das Ganze dann ist.
- Wenn du Familienernährer bist und dazu noch schulpflichtige Kinder hast, ist der Wechsel in eine private Krankenversicherung ein finanzielles Fiasko und zu lassen.
- Die Frage bleibt offen, ob diese 2-Klassen-Medizin überhaupt noch Zukunft hat. Warten wir ab, was die Zukunft hier bringt.

Kapitel 14:

Checkliste Recht

- Welche Rechtsform ist für mich interessant?
- Was mache ich genau + brauche ich für einen Teil meiner Tätigkeit eine Gewerbeanmeldung?
- Werbung kontrollieren: Beachte ich das Heilmittelwerbegesetz?
- Mache ich eigene Fotos für meine Webseite und nutze ich eigene Texte?
- Will ich mein Logo etc. schützen lassen?
- Gestalte ich meine Werbung selbst oder nutze ich Grafik-Designer (ggf. Künstlersozialabgabe)?
- Nutze ich gemafreie Produkte oder muss ich Gemanutzung anmelden?
- Habe ich in meinem Geschäftsraum einen Radio oder internetfähigen PC wegen GEZ?
- An welchen Tagen und zu welchen Uhrzeiten möchte ich arbeiten?
- Will ich meine eigenen AGB´s schreiben oder nutze ich die Gesetzlichen?
- Wie will ich mich krankenversichern?
- Was mache ich mit meiner Rentenversorgung?

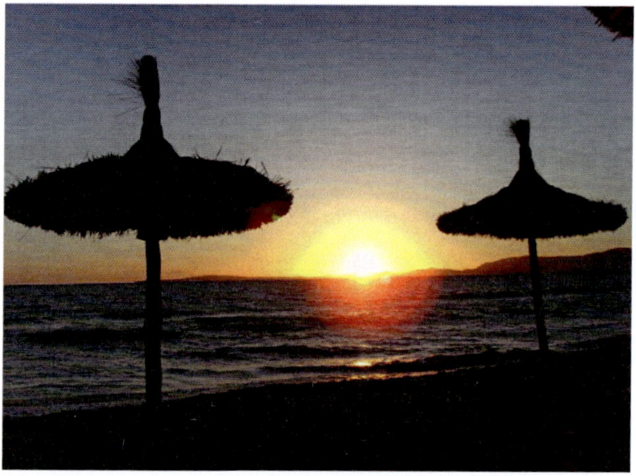

„Das einzige Gefängnis ist die Angst.
Und die einzige Freiheit ist die Freiheit
vor der Angst."
Aung San Suu Kyi

TEIL 4

Geistheiler in Aktion

Kapitel 15:

Gesetzliche Legitimation

Die Ausübung Geistigen Heilens ist nach der Grundsatzentscheidung (=Urteil) des BVerfG vom 2. März 2004 erlaubt (Kapitel 1 Definition). Voraussetzung ist, das ein Geistheiler vor Beginn einer Sitzung dem Klienten klar und deutlich macht, dass Geistiges Heilen nicht zu den anerkannten Heilberufen gehört und er somit nicht die gleiche Leistung bekommt wie z.B. bei einem Arzt. Desweiteren ist die Ausübung an verschiedene Merkmale gebunden:

- Geistiges Heilen aktiviert die Selbstheilungskräfte (damit wird ausgedrückt, dass Geistiges Heilen nicht zu den gesetzlich anerkannten Heilberufen zählt und wie die Tätigkeit im Gesetzesdeutsch bezeichnet wird - man spricht da ja nicht von „heilen"!).
- Geistheiler ersetzen weder die Diagnose noch die Behandlung durch einen der anerkannten Heilberufe (damit wird klargestellt, dass Geistheiler nicht Arzt, Heilpraktiker etc. ersetzen).
- Geistheiler verschreiben keine Medikamente und geben auch keine Diagnosen ab (damit wird nochmals eine eindeutige Klarstellung vorgenommen, damit der Klient weiß, das bekommt er nicht vom Geistheiler).

Dies kannst du mittels Aushang oder eines Formblattes tun, das du deinen Klienten zur Unterzeichnung überreichst. Nachdem du jedoch im Zweifel beweispflichtig bist, gibt es nur einen Weg: Klienten einen vorbereiteten Anmeldebogen zur Unterschrift vorlegen. Es folgt ein Muster:

Klienten-Anmeldebogen

Herzlichen Dank für Ihren Besuch
bitte füllen Sie diesen Kasten aus

Name, Vorname
Strasse, Haus-Nr.
PLZ, Ort
Telefon-Nr.
E-Mail-Adresse

Belehrung
Ein Geistheiler aktiviert laut Gesetz die Selbstheilungskräfte. Er ersetzt weder Diagnose und Behandlung durch einen Arzt, Heilpraktiker, Therapeuten o.ä., noch stellt er selbst Diagnosen oder verschreibt Medikamente. Die Kenntnisnahme dieser Belehrung vor Beginn der ersten Sitzung wird hiermit bestätigt.

....
Ort, Datum, Unterschrift *(Minderjährige, die der Eltern)*

Datum	**Hinweise**

Hinweise:
Der vom Klienten auszufüllende Kasten nimmt etwa das obere Drittel eines DINA-4 Blattes ein. Somit kann der Rest des Blattes für Aufzeichnungen der Besuche genutzt werden. Sinnvoll ist, bei jedem Besuch zu notieren was gemacht wurde, ggf. Feedback und der Grund des Besuches. Manche Geistheiler schreiben gleich ihre ganzen AGB´s mit auf den Zettel – das liegt an dir, wie du dich schützen magst. Volljährig ist man ab dem 18. Geburtstag. Bei schwer psychisch Kranken zusätzlich Bevollmächtigten, Betreuer etc. unterzeichnen lassen. Wichtig: Klienten, die eine Behandlung durch den Arzt ablehnen, bitten, dies auf der Rückseite des Anmeldebogens mit eigener Handschrift und Datum niederzuschreiben. Dies ist zu deinem Schutz - kann ja sein, dass deine Methode nicht wirkt und dann wirft dir der Arzt vor, du hättest das Thema verschleppt. Es ist Aufgabe des Arztes, seine Patienten aufzuklären, wenn eine Behandlung notwendig ist. Du solltest dessen freien Willen akzeptieren.

Aufbruch in eine neue Ära

Der Anfang ist geschafft, so dass die Ausübung Geistigen Heilens schon mal erlaubt ist. Doch die momentane Position soll eher als vorübergehendes Parken, als als gerechte Endlösung angesehen werden. In diesem Fall gibt es nur eine Möglichkeit und dieses Pferd sollten alle nehmen. Alles andere käme dem Geistigen Heilen nicht gerecht. Geistheiler tragen auch Verantwortung! Als Ziel sollte daher ins Auge gefasst werden:

Anerkennung als energetischen Heiler.

Das ist der einzige Weg. Der mag wohl für einen nebenberuflichen Geistheiler, der in geringem Umfang tätig ist, nicht bedeutend erscheinen, weil es ja auch tatsächlich auf ihn nahezu keinerlei Auswirkungen hätte. Aber zunehmend strömen Menschen in dieses Feld (oder sind schon drin), die bereits anderweitig selbständig sind und Geistheilung nebenberuflich ausüben oder sogar hauptberuflich ausüben wollen und hier sieht das Ganze anders aus. Für diese Gruppe ist die momentane Wackelpudding-Regelung von vorne bis hinten und umgekehrt zutiefst ungerecht. Es muss also eine tragbare Lösung her, die man auf Dauer Geistheilern nicht vorenthalten kann.

Man wird einem Geistheiler nur sehr schwer vermitteln können, wieso man ihm eine Anerkennung verweigere, obwohl durch gesetzlich anerkannte Berufe Pannen in nicht zu vernachlässigendem

Umfang passieren - wobei im Zusammenhang mit Heilleistung dieser Begriff richtig gefährlich wirkt.

Es ist nicht verständlich, wieso man sich hier so schwer tut und so große Angst vor Geistheilern hat. Geistheiler sollten sich daher nicht auf die Ängste anderer konzentrieren, sondern darauf vertrauen, dass es eine Gerechtigkeit gibt und die Frage lediglich lautet: Wie lange es wohl dauert, bis diese herauskommt?

Kapitel 16:

Ausprägung Geistigen Heilens

Objekt des Geistigen Heilens

Geistheiler arbeiten an der Seele. Die Seele ist etwas Energetisches und in etwa so zu sehen wie die Psyche, an denen u.a. Psychologen arbeiten. Gesehen hat die Psyche zwar auch noch keiner, aber behandelt wird sie fleißig, bzw. werden die Auswirkungen, wenn es ihr nicht gut geht.

Einsatzgebiete Geistigen Heilens

Geistiges Heilen ist in seinem Betätigungsfeld nicht eingeschränkt wie z.B. ein Zahnarzt, der speziell in seinem Fachgebiet Spezialist ist. Der Einsatzbereich eines Geistheilers ist noch lange nicht erschöpft.

Arten des Geistigen Heilens

Unter den Arten des Geistigen Heilens sind deren Fachgebiete zu verstehen, worunter es unendlich unterschiedliche und sehr weit gefasste Ausprägungen und Methoden gibt, die fortlaufend ergänzt werden durch Neue, die hinzukommen.

Formen des Geistigen Heilens

Mit Körperkontakt
Während der Sitzung wird der Klient berührt. Körperliche Anwesenheit ist erforderlich.

Ohne Körperkontakt
Der Klient befindet sich in unmittelbarer Nähe des Geistheilers, wird aber nicht berührt. Körperliche Anwesenheit des Klienten ist erforderlich.

Mit Abstand bzw. als Fernbehandlung
Fernbehandlung i.S. von Geistheilung ist ein Arbeiten ohne zeitliche und räumliche Komponente. Der Klient ist dabei nicht anwesend, sondern befindet sich in beliebiger Entfernung. Die Energie-Übertragung erfolgt linear oder zeitversetzt, d.h. Geistheiler und Klient sind zusammen beschäftigt, der Eine gebend, der Andere nehmend. Daneben gibt es noch Fernbehandlungen an Gruppen von Menschen, Tieren, dem Globus im Allgemeinen etc.

Tipp: Fernbehandlung nicht als Erstsitzung anbieten, falls ausdrücklich gewünscht, dann bestätigen lassen (E-Mail). Fernbehandlung benötigt das Vertrauen des Klienten in den Geistheiler, da er genau wie z.B. bei einem Steuerberater der seinen

Zeitaufwand für manche Tätigkeitsbereiche mit Stundensätzen abrechnen kann, nicht daneben sitzt und sieht, ob das auch tatsächlich stimmt. Fernbehandlung nur anbieten bei Menschen, die ohne Zeitverzögerung bei der Form „mit" oder „ohne" Körperkontakt etwas wahrnehmen können – d.h. er sollte vorher schon einmal zu einer Sitzung da gewesen sein, damit du siehst wie und ob er die Energie aufnehmen kann. Zudem ist Fernbehandlung für den Geistheiler oft anstrengender als wenn der Klient körperlich anwesend ist.

Kapitel 17:

Befugnisse und Schwachstellen

Qualifikation eines Geistheilers

Welche Qualifikation muss ein Geistheiler haben? Keine, die mit einer Schulleistung vergleichbar wäre, daher muss man komplett in ein anderes Denkschema eintauchen oder einfach aufgeschlossen sein für etwas, das man noch nicht kennt. Darunter fällt dann letztendlich jede Menge, denn wie viele Berufe gibt es denn, bei denen wir uns wirklich gut auskennen und wissen, was da gemacht wird? Schätzungsweise nicht viele. -> Dieser Absatz als Gedankenstütze für fragende Klienten und andere Neugierige.

Ein Geistheiler muss die Energie aufnehmen, durchleiten und lenken können – je nach Methode. Bewusst oder unbewusst. Das ist alles und das ist Schwerstarbeit. Zertifikate – und schauen sie noch so schön aus - belegen die Qualität eines Geistheilers ganz sicher nicht.

Fortbildung

Wie in jedem anderen Beruf auch, muss man sich diese grundlegende Frage stellen:

Was kann ich und was darf ich?

Dazu können wir von großen Seminar- und Ausbildungsinstituten lernen, was man bei der Werbung nicht machen darf: Ungefragt den prächtig illustrierten Katalog als Wurfgeschoss Personen aufdrängen, die gar nicht zum potentiellen Kundenkreis gehören. Dieses Geld wäre besser beim Schutz für Wälder aufgehoben, die nun die umsonst gefällten Bäume vermissen. Die Anbieter haben ihr Augenmerk ganz offensichtlich am wirtschaftlichen Faktor festgezurrt, deshalb frägt auch keiner bei der Anmeldung, ob man als Teilnehmer überhaupt die Voraussetzungen zum Ausüben von Kursinhalten mitbringt.

Als Arzt kann einem da schon passieren, dass man selbst in entfernte Länder auf eine Fortbildungsveranstaltung eingeladen wird, dabei immer das gleiche mystische Firmen-Logo um sich herum hat und das erlangte Wissen dann auch noch in seiner praktischen Tätigkeit nutzen kann. Bei Geistheilern sieht das etwas anders aus: Fortbildungen sind für Geistheiler nur dann anwendbar, wenn sie energetische Inhalte haben.

Deshalb: Alles, was außerhalb energetischer Fortbildung angeboten wird großzügig links liegen lassen. Wenn dich aber eine Technik nicht mehr loslässt und du sie gerne lernen möchtest, dann vorher erkundigen: Wer darf das überhaupt ausüben – nicht jede Tätigkeit ist selbst mit einem Heilpraktikerschein erlaubt, so dass ein vorsorgliches Ablegen dieser beliebig oft wiederholbaren Prüfung womöglich umsonst ist. Nachdem die Aussage sowieso klar ist, wären Beispiele zu entbehren, mit denen der Geistheiler ohnehin nichts anfangen kann. Es kommen trotzdem welche.

<u>Ein Geistheiler darf z.B. nicht machen:</u>
Akupunktur; Bachblüten geben, Blutegel setzen; Chiropraktik aller Art; Diagnosesysteme wie z.B. Augendiagnose, Pulsdiagnose, Kinesiologie; Kranio Sakral Therapie; Medizinische Massagen; Osteopathische Anwendungen; Rezepturen jeder Art (z.B. Pflanzenheilkunde) als medizinische Anwendung; Schröpfen; Therapeutische Gespräche; Wirbelsäulenmassage nach Breuß etc.

Auch von Seiten der Literatur wird ein Geistheiler unterschiedlich dargestellt und zusätzlich wird damit ein potentieller Klient verwirrt: Geistheiler haben je nach Land unterschiedliche Regelungen, an die sie sich halten müssen und unterschiedliche Befugnisse, die über unsere hinausgehen können. Nachdem in manch englischsprachigem Land Geistheilung schon viel länger etabliert ist als bei uns, existieren natürlich auch Bücher mit Tätigkeitsbeschreibungen u.a., die jedoch nur für das jeweilige Land (gerne England und USA) gelten.

Wo und wann wirkt eine Sitzung

Wo sich etwas tun kann ist unterschiedlich. Es muss sich nicht unbedingt am Herd selbst etwas tun, sondern kann sich auch in Nebenschauplätzen zeigen, dies findet man allerdings erst dann heraus, wenn die Ganzheit des Menschen ins Blickfeld rückt

Beispiel: Jemand kommt mit Krebs, jedoch tut sich am Krebs selbst nichts, sondern er kann dafür besser schlafen, fühlt sich gestärkter, braucht nicht mehr so viele Schmerztabletten etc.

Eine Sitzung wirkt dann, wenn die Seele des Klienten dazu bereit ist und kann z.B. so skizziert werden:

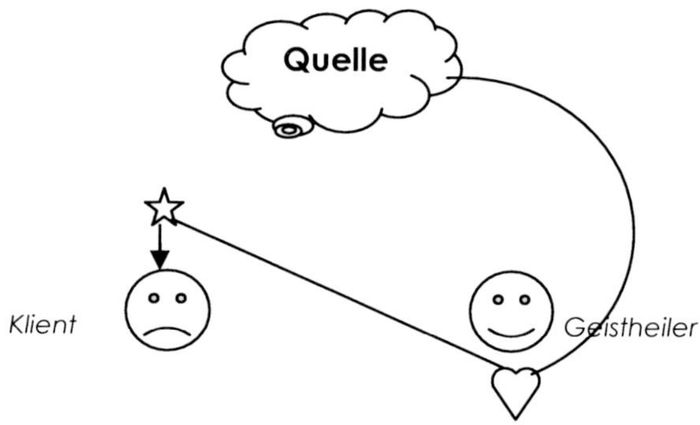

Beim Geistigen Heilen gibt es keinen Erfüllungszeitpunkt wie er z.B. im Wirtschaftsleben existiert. Dafür gibt es einen Erfüllungszeitraum, der unterschiedlich lange sein kann, so dass ein Nachweis ob eine Sitzung erfolgreich war oder nicht tendenziell nur schlecht bis überhaupt nicht erbracht werden kann. So kann z.B. bei manchen gleich während der Sitzung eine Besserung des mitgebrachten Themas eintreten, wobei bei anderen sich erst langsam nach Wochen etwas tut (und mit weiteren Aktionen vermischt wird und somit vom Klienten überhaupt kein Zusammenhang mehr gesehen werden kann) oder es passiert überhaupt nichts, wobei das energetisch kaum möglich ist: Wird eine Energie herangezogen, dann ist die da - unabhängig davon, ob sie genutzt wird oder nicht.

Beispiel: Das ist in etwa wie mit dem Strom: Wir haben Steckdosen und die Energie ist da, das heißt aber nicht, das wir dauernd Strom brauchen und etwas in die Steckdose stecken.

Geistheiler arbeiten energetisch, d.h. sie sind sozusagen eine Verteilerstation von Energie, die von irgendwo herkommt und an den Klienten weiter geleitet wird. Was dieser damit macht liegt nicht im Ermessen des Geistheilers. So kann sich die Energie irgendwo festsetzen und schön langsam erst in den Energiekreislauf hinein tröpfeln (eine Bezeichnung für den Warteplatz ist u.a. „Seelenstern").

Beispiel: Es kann also durchaus sein, dass ein Klient wegen Kotzanfällen zu dir kommt, die er immer dann hat, wenn er in der Kirche ist und leider ist er so ein netter Mensch, dass ihn viele seiner Freunde als Trauzeuge haben wollen und er somit öfters in die Kirche muss. Dann kann er während der Sitzung gar keine Besserung verspüren. In diesem Fall kann es sein, dass du nach sechs Wochen gleich fünf Dankes-E-Mails und einen Blumenstrauß mit der Nachricht erhältst, dass bei der letzten Hochzeit alles bestens war.

In der Schulmedizin ist z.B. die Qualität der Medikamente und der Geräte wichtig, dass es Heilung beim Patienten gibt. Beim Geistheiler ist das anders: An der Energie gibt es nichts zu optimieren, die ist wie sie ist. Die Schwachstelle bildet der Klient, wenn er die Energie nicht annimmt.

Die Beweisfähigkeit wird also immer ein offenes Thema bleiben, auch wenn es immer mal wieder schöne (nennen wir es jetzt einmal:) studienähnliche Verfahren gibt, die für Geistheilung sprechen. Eingeschränkte Beweismethoden sind z.B. diese: Hängt der Störfaktor in der Aura, so kann mit Aurafotografie (vor und nach der Behandlung) der energetische Unterschied sichtbar gemacht werden - ob nun der Klient etwas spürt, das ist dann wieder ein anderes Thema. Auch gibt es Geräte, die die Energie von Chakren messen können (manche Geistheiler brauchen keine Maschine, sie wissen auch so, welches Chakra gerade Durst hat), so dass man einen Unterschied zwischen vor- und nach der Behandlung sehen kann – doch dazu muss die Energie schon mal im Chakra drinnen sein und darf nicht draußen irgendwo als Zaungast pausieren. Wissenschaftliche Beweise sollten ohnehin für einen Geistheiler nicht von Bedeutung sein, ob er nun als solcher tätig wird oder nicht, denn die derzeitigen Methoden sind einfach ungeeignet als Beweismethode.

Besonderheit

Nachdem ohnehin das Heilmittelwerbegesetz gilt (Kapitel 6), kann z.B. das gesagt werden: „Kommen Sie ohne Erwartungen und lassen sich auf das ein, was dann ansteht".

Schwachstellen Geistigen Heilens

Kommunikation

Die größte Schwachstelle liegt im Kommunikationsbereich. Damit sind die Geistheiler aber nicht alleine, denn eine gute Kommunikationskultur ist in vielen Geschäfts- und Privatbereichen Mangelware.

Bei Geistheilern kann das bedeuten, dass sie Dinge unterlassen zu sagen, die sie sagen müssten oder Dinge sagen, die sie nicht sagen dürfen. Die Unterlassung ist dann gegeben, wenn die Aufklärung fehlt (Kapitel 15 Legitimation) und dem kann vorgebeugt werden, indem zu Beginn des Ersttermins dem Klienten ein Klienten-Anmeldebogen zum Ausfüllen und Unterzeichnen ausgereicht wird. Das Nennen verbotener Dinge sind z.B. Verstöße gegen das Heilmittelwerbegesetz oder die Verwendung des Begriffes „Heilen" ohne jeglichen Zusatz und dazu gibt es einen besonderen Tipp:

Denke nicht an das, was du nicht sagen darfst, denke an das, was du sagen darfst! Denn 1) ist es anstrengend, dauernd aufzupassen und führt zu Anspannung und 2) konzentrierst du dich unbewusst auf das, was du nicht sagen darfst, was automatisch als Ziel programmiert wird und dir dann doch herausrutscht. Besser: Das sagen, was du sagen darfst: z.B. Meine Tätigkeit ist Energiearbeit (und nicht: ich heile).

Scharlatanerie

Ein Scharlatan ist, wer vorgibt Fähigkeiten oder Wissen zu besitzen, die er nicht hat. Im übertragenen Sinne jemand, der lügt und Dinge macht, die gesetzlich nicht erlaubt sind. In jedem Job, in jedem Bereich, in jeder Position und dergleichen gab oder gibt es Menschen, die Dinge tun, die nicht erlaubt sind, das ist nichts Neues. Werfen wir einen Blick in Richtung Steuern, dann ist es recht ernüchternd, wie viele in diesem Land Mist bauen bzw. es als Kavaliersdelikt ansehen unehrlich zu sein und die Gemeinschaft betrügen: Lt. OECD gehen dem dt. Fiskus jährlich mehrere Milliarden durch Steuerhinterziehung verloren - da sind die (ungünstiger weise straffreien) Selbstanzeigen tausender Steuerhinterzieher infolge von CD-Ankäufen in 2008 und 2009 wohl nur ein Tröpfchen auf dem heißen Stein.

Damit ist alles gesagt. Dieses Buch ist nicht dazu da, Scharlatanerie breitzutreten, denn betroffene Akteure lesen dieses Buch ohnehin nicht und die Leser dieses Buches haben gewiss ausreichend Verantwortungsgefühl, sonst würden sie dieses Buch nicht einmal in die Hand nehmen.

Kapitel 18:

Begriffsverwendungen

Bezeichnung des Leistungsgebers

Am besten wäre „Energetiker", weil dieser vorurteilsfreier ist und der ausgeführten Tätigkeit besser entspricht, da Geistheiler energetisch arbeiten. Nachdem dieser Begriff bei uns jedoch noch erheblich weniger etabliert ist wie der Begriff des Geistheilers, gibt es nur eine Wahl: **Geistheiler**.

Die Nutzung des Begriffs „Heiler" ist immer etwas eingeschränkt zu sehen, da ein Heiler auch jemand sein kann, der überhaupt nicht mit Energiearbeit arbeitet und es somit zu Irritationen kommen kann. Am besten abgrenzen – zumindest dort, wo Öffentlichkeitsarbeit gemacht wird z.B. auf Webseiten. Auf Rechnungen ist es ok, da der Klient dann ja schon weiß, was du genau machst. Das ist in etwa so, wie wenn jemand sagt er ist Arzt - da weiß man auch nicht in welchem Fachgebiet er arbeitet. Für unwissende Klienten ist mit dem Begriff „Geistheiler" somit automatisch ein Ausschluss verbunden, nämlich der, das es sich um Geistiges handelt und nicht um Materielles. Alle anderen Begriffe und Titel sind nachrangig zu sehen und als weitere Qualifikation oder Fortbildungsmaßnahme zu behandeln und z.B. auf der Webseite dementsprechend zu nennen, damit ein Interessierter sieht, welche Art und Methode du nutzt. Das bedeutet: Ein Geistheiler hat in der Öffentlichkeit als solcher aufzutreten.

Besonderheit

Titel, die akademischen Titeln ähnlich oder mit ihnen identisch sind, dürfen nicht genutzt werden, wenn sie keine Anerkennung nach deutschem Recht haben z.B. Diplom – dieser Begriff suggeriert dem Leser dieses Titels, dass ein ordnungsgemäßes Studium dahinter steckt. Zwar ist z.B. in Nachbarländern durchaus üblich, auch recht kurze Ausbildungen und Fortbildungen im nichtmedizinischen Gesundheitsbereich mit diesem Titel abzuschließen, doch dieser gilt nur für das jeweilige Land, in dem er erworben wurde und darf in Deutschland nicht getragen werden.

So kann ein Dritter z.B. auch nicht aus mit „Heiler" kombinierten Begriffen erkennen, ob da nun tatsächlich eine lange Ausbildung dahintersteckt oder lediglich ein Wochenendseminar, bei dem es vorrangig um Organisatorisches ging. Besser einfach „Geistheiler" nutzen.

Durchaus ist es wie z.B. im Technikbereich so auch im Geistheilbereich üblich, exotische Berufsbezeichnungen zu haben, mit denen niemand außerhalb dieses Berufsbereiches etwas anfangen kann. Das spielt beim Techniker keine Rolle, aber beim Geistheiler schon aufgrund seiner Tätigkeit im

Gesundheitsbereich. Daher diese nachrangig nennen. Ein absolutes Verbot - wie von manchen angeschmeichelt - wäre Unsinn, denn Klienten müssen schon wissen, welcher Geistheiler die von ihnen bevorzugte Methode anwendet ohne jeden abtelefonieren zu müssen.

Verboten wegen UWG+HWG	**Verboten, da geschützt**
Bester Heiler Dipl. wie diplomierter Heiler Wunderheiler Zertifizierter Heiler …	Heilpraktiker Heilpraktiker f. Psychotherapie Psychotherapeut Psychologischer Berater …

Tipp: Neue anerkannte Therapieformen veröffentlicht der Wissenschaftliche Beirat Psychotherapie unter „Veröffentlichungen“ auf www.wbpsychotherapie.de – deren Bezeichnungen sind dann auch verboten.

Bezeichnung der Tätigkeit

Geistheiler machen energetische Heilarbeit. Dabei ist das Objekt ihrer Tätigkeit die Seele. Vereinfacht kann man auch sagen: Geistheiler machen Energiearbeit. Damit ist alles gesagt, denn Erklärungen jedweder Art können noch so detailliert sein, doch können sie letztendlich eine Inanspruchnahme der Leistung nicht ersetzen.

Als Auskunft gegenüber einen Klienten darf jedoch nur gesagt werden, dass sie die Selbstheilungskräfte aktivieren oder dass sie Energiearbeit machen. Alles mit „heilen“ drum herum – so weit sind wir noch nicht, auch wenn wir wissen, dass es so ist!

Der Zusatz „Geistheiler“ machen Energiearbeit wird künftig notwendig werden, da zunehmend auch

Vertreter gesetzlich anerkannter Heilberufe Energiearbeit machen und dann ist das Gewurschtel noch größer. Besser jetzt schon klar und deutlich abgrenzen: Wer macht was genau -> Geistheiler machen Energiearbeit.

Verboten ist *(beispielhaft)*
Ein Geistheiler heilt. Ein Geistheiler beseitigt... Ein Geistheiler hilft bei (Krankheitssymptomen). Ein Geistheiler ersetzt ...

Bezeichnung des Leistungsempfängers

Jeder Geschäftsbereich hat so seine eigene Bezeichnung für den Leistungsempfänger. Im Gesundheitsbereich wird vermehrt der Begriff „Patient" verwendet, der eine große Nähe zum Arzt herstellt und daher Irritationen bei potentiellen Klienten auslösen kann. Er ist zwar für Geistheiler nicht grundsätzlich verboten, jedoch ist er auch nicht das Mittel der Wahl. Besser geeignet ist der Begriff „**Klient**", da Leistungsempfänger jeglicher Couleur zum Geistheiler kommen und der Begriff „Patient" bei vielen negativ belegt ist, so dass sich manche dadurch abgewertet fühlen oder schlechte Erinnerungen mit diesem Begriff verbinden. Geistheiler sollten sich abgrenzen.

Bezeichnung einer Einzelveranstaltung

Behandlung ist ein Allerweltsbegriff, bekommt jedoch bei der Verwendung im Gesundheitsbereich eine engere Bedeutung. Ein Klient merkt im Zweifelsfall erst dann, das seine Annahme von dir Ähnliches wie bei einem Arzt oder Heilpraktiker zu bekommen falsch ist, wenn er bei dir ist und den Klienten-Anmeldebogen mit dem entsprechenden Hinweis liest – dann ist es aber zu spät - was Richter bei nichtkundigen und sensiblen Klienten möglicherweise nicht gerne sehen. Daher besser einen anderen Begriff verwenden, der auch frei von etwaigen Negierungen ist und zwar: „**Sitzung**". Dieser Begriff ist auch vorteilhafter für Klienten, die alleine schon bei dem Begriff „Behandlung" innerlich schrumpfen und auch offener, wenn du noch andere Dienstleistungen anbietest. So kommt dein Klient immer zu einer Sitzung zu dir und du brauchst nicht überlegen: Ist das jetzt eine Behandlung, eine Session, eine Stunde, ein Treffen oder was auch immer.

Bezeichnung der Örtlichkeit

Wir Menschen haben schon eine besondere Gabe Einfaches zu verkomplizieren, so dass man mancherorts den Eindruck nicht verwehren kann, es handle sich um eine Arbeitsbeschaffungsmaßnahme der Kreierer. Ein Geistheiler braucht seine Räumlichkeiten nicht gesondert bezeichnen: Jemand besucht einen Geistheiler, das reicht vollkommen. Tut er es doch, dann gelten folgende Regelungen:

Erlaubt ist	Verboten ist
Praxis für Geistiges Heilen Heil<u>er</u>-Praxis Geistheil-Praxis Geistheiler-Praxis etc.	Praxis ohne Zusatz von Geistigem <u>Heil</u>praxis <u>Heil</u>klinik etc.

Tipp: Wieso am Heiler-Begriff festkleben? Wohlwollende Begriffe kommen womöglich besser an, da Geistheiler kein stop-and-go-Unternehmen betreiben. Beispiele: Praxis für Gesundheit und Leben, Gesundheitspraxis oder besser ganz sein lassen.

Kapitel 19:

Geistheiler-Tugenden

Grundsatzpräambel

Der Vielfalt Geistigen Heilens sind keine Grenzen gesetzt, so dass das Meer der Rosen immer größer und prächtiger wird, das es wertfrei anzunehmen gilt. Seien wir zudem großzügig und erlauben den Universen ihre eigene Mystik und lassen das Kleben an Verstandestätigkeit los. Geistiges Heilen kann nur dann mehr etabliert werden, wenn das eigene Licht nicht unter den Scheffel gestellt wird, sondern wenn jeder einzelne als Leuchtturm fungiert.

Tugenden

Was Geistiges Heilen für dich bedeutet, welche Werte du damit verbindest und worauf es dir ankommt, das entscheidest du für dich alleine. Im Folgenden sind Punkte aufgeführt, die richtungsweisend sein können:

1 Abgrenzung
2 Achtsamkeit
3 Bewertungsfreiheit
4 Ehrlichkeit
5 Leistungsaustausch

6 Verschwiegenheit
7 Selbstliebe
8 Selbstverständnis

Erläuterungen

Zu 1) Abgrenzung

Du wirst Niemanden wirklich helfen können, wenn Mitleid dein Herz zerreißt. Daher lerne dich abzugrenzen und nimm an, dass jeder Mensch seinen eigenen Weg zu gehen hat. Geh immer wieder zurück mit deiner Aufmerksamkeit in dein Herz. Dort ist auch das sogenannte Vereinigte Chakra, sammle dich und nutze diesen Platz als Ankerplatz und fühle die Liebe, die dann dein Mitleid in Mitgefühl umwandelt. Arbeite mit dem Herzen, nicht mit dem Kopf.

Grenze dich auch gegenüber den Gefühlen der Klienten ab, vor allem gegenüber denjenigen, die sich schnell in jemanden verlieben, der Zeit (wenn auch bezahlte) in sie investiert.

Zu 2) Achtsamkeit

Energiearbeit ist anstrengend und Schwerstarbeit, speziell die mit sehr hochschwingenden Energien, die sich auch im Geistheilbereich tummeln. Daher sorge gut für dich: Ausreichend essen, trinken, schlafen, Ruhepausen und vor allem Erdung. Mittagsschlaf in der Dauer von 20 bis 30 Minuten ist auch sehr erholsam, so dass du anschließend leistungsfähiger bist – dieser hat neuerdings amüsanter weise unter dem Begriff „Power Napping“ Karriere gemacht.

Zu 3) Bewertungsfreiheit

Bewerten strengt nur an, bringt die Objektivität in Nöte und legt die Freiheit jedes einzelnen in Fesseln. Daher sollten wir jegliches bewerten sein lassen und akzeptieren, dass jeder sein eigenes Weltbild hat und daraus seine Sicht auf die Dinge kreiert.

Zu 4) Ehrlichkeit

Wer mit Energien arbeitet wird feststellen, dass sich die Karmageschwindigkeit als auch die Ausgleichsgeschwindigkeit erhöht. Unter Ersterem ist zu verstehen, dass noch nicht ausgeglichenes (altes) Karma schneller abgebaut wird und unter dem zweiten Begriff, dass wir, wenn wir Handlungen oder Unterlassungen jedweder Art betreiben extrem schnell die Retourkutsche im Außen bekommen, falls wir auf die schiefe Bahn kommen würden – das ist besonders bei denjenigen der Fall, die ihr (altes) Karma bereits abgebaut haben.

Zu 5) Leistungsaustausch

Leistungserbringung in Form von Geistheilarbeit sollte immer mit einer Gegenleistung verbunden sein. Der folgenschwere Grund liegt darin, dass durch umsonst arbeiten deiner persönlichen Energiebilanz Energie entzogen wird – anders als in herkömmlichen unbezahlten Engagements, bei dem Energie hinzugefügt wird. Es gibt auf der Erde wenige Menschen, deren Energiebilanz ausgeglichen ist, darunter zählt z.B. der Dalai Lama. Der große Rest hat noch kein energetisches Gleichgewicht.

Unser etwaiges Gedankengut kein oder nur wenig Geld für Geistiges Heilen zu verlangen hat ihren Ursprung in früheren Epochen, in denen Geistheiler tatsächlich auch ohne Bezahlung in Geld, Waren oder Dienstleistung arbeiteten, weil sie (altes) Karma damit abbauten. Wir haben heute in diesem Bereich aber kein altes Karma mehr abzubauen. Nehmen wir aus dieser (uralten und unbewussten) Gewohnheit heraus kein Geld für unsere Leistung, dann entziehen wir uns selbst Energie - das ist besonders im Geistheilbereich der Fall. Es gibt genug andere Möglichkeiten, sich in einem unbezahlten sozialen Engagement einzubringen. Du kannst auch dein ganzes Vermögen armen Leuten schenken, wenn dir danach ist, aber bei Geistheilarbeit geht das ausschließlich zu deinen Lasten und das solltest du im Auge behalten. (Abgesehen vom energetischen Aspekt harmoniert das kostenlose Arbeiten ohnehin nicht mit dem Heilmittelwerbegesetz - Kapitel 6).

Zu 6) Verschwiegenheit

Über alles, was du im geschützten Rahmen deiner Tätigkeit von deinem Klienten erfährst solltest du Stillschweigen bewahren, damit u.a. eine Vertrauensbasis überhaupt erst zustande kommt.

Tipp: Klientenakten (also die Anmeldebögen und deine Aufzeichnungen) niemals einem Betriebsprüfer mit vorlegen – das geht dem gar nichts an.

Zu 7) Selbstliebe

Liebe ist nichts was wir uns erarbeiten müssen, wir brauchen sie nur zulassen. Das Gleiche gilt für die Selbstliebe. Lassen wir sie zu, nehmen wir uns an wie wir sind mit den ganzen Anteilen, die uns als Persönlichkeit ausmachen und wertschätzen uns. Wir sind kein Kunstobjekt, an dem jeder x-beliebige Zweibeiner herum modellieren und feilen kann. Wie willst du andere Menschen unterstützen, wenn du selbst bedürftig bist, weil du dich nicht magst und nicht angenommen hast? Liebe dich!

Zu 8) Selbstverständnis

Der Beruf des Geistheilers ist nicht besser, aber gewiss auch nicht schlechter als jeder andere Beruf oder jedes andere Betätigungsfeld auch. Er ist nur anders. Lassen wir das Bewerten, v.a. das uns selbst bewerten sein, das meist in der Abwertung landet. Für Menschen, die Bedenken gegen die Nennung der eigenen Berufsbezeichnung haben ein Gedankenanstoß:

In unserer Gesellschaft herrscht primär das Geld. Demzufolge hat derjenige Macht, der Geld hat bzw. eine Position innehat, die großzügig honoriert wird. Dort, wo sich Macht und Geld ohne ethische und moralische Werte trifft – und da ist die Versuchung schon groß der Wahrheit einen Zaunposten zu geben – wird nicht nur dieser Republik, sondern auch darüber hinaus der größte wirtschaftliche und ökologische Schaden angerichtet.

Das sollten wir uns vor Augen führen, wenn wir in Sachen Titelei Anderer automatisch und freiwillig in eine devot ähnliche Haltung fallen.

Kapitel 20:

Geistheiler in Arbeit

Die Gestaltung einer Sitzung liegt in deinem eigenen Ermessen und ist abhängig davon, welche Technik du anwendest und um was es genau geht. Daher kann nachfolgende Aufzählung immer nur eine Option unter vielen darstellen.

Telefonische Kontaktaufnahme

Was ein Anrufer wissen muss

- Die Art, wie du arbeitest.
- Irrtümer sind zu korrigieren, indem man das Richtige sagt oder das Gefragte verneint.

Fragenkatalog (z.T. kreativer) Anrufer

Wie wirkt eine Behandlung?

Das kann man nicht sagen und ist auch aufgrund des Heilmittelwerbegesetzes verboten, etwas zu sagen. Probieren Sie es aus. Das ist in etwa so, wie wenn mich jemand fragt, wie eine vietnamesische Drachenfrucht schmeckt, der nur Äpfel kennt. Jede Erklärung – egal wie weit gefasst – ersetzt das Probieren nicht.

Haben Sie schon einmal Gürtelrose behandelt?

Geistheiler arbeiten an der Seele und nicht an Symptomen. Ich kann Ihnen gerne erklären, wie ich arbeite. Wollen Sie das wissen?

Wenn nun trotzdem 5 x diese gleiche Frage kommt, dann:

Die Antwort habe ich Ihnen bereits gegeben. Eine andere habe ich nicht und befürchte, Ihnen nicht das geben zu können, was Sie suchen. Bitte suchen Sie sich eine Person, die Ihnen das geben kann, was Sie sich vorstellen. Danke für Ihr Verständnis und alles Gute.

Ich war noch nie bei einem Geistheiler und bin jetzt unsicher.

Das brauchen Sie nicht, ich bin so wie Sie.

Muss ich mich bei Ihrer Arbeit auskennen?

Nein, müssen Sie nicht. Das ist wie bei einem Steuerberater. Sie sagen wo der Schuh drückt und ich mache dann.

Bitte geben Sie mir einen Termin. Mein Heiler ist für 3 Monate ausgebucht. Bei ihm bekomme ich immer (eine Methode, die du nicht anwendest). Machen Sie das auch?

Nein. Bei Notfällen gehen Sie bitte zum Arzt. Ich selbst mache eine andere Methode. Wollen Sie wissen welche, ich kann Sie Ihnen gerne erklären? Ansonsten empfehle ich Ihnen einfach ihren Heiler anzurufen und ihn zu fragen, ob er einen Vertreter hat, der die gleiche Methode wie er anwendet.

Wenn Klient gleich mit seiner Krankengeschichte loslegt.

(Bevor es zu viel wird:) Danke für Ihr Vertrauen. Wollen Sie zu einem Termin vorbeikommen, dann können Sie mir alles in Ruhe erzählen?

Muss man bei Ihnen lange auf einen Termin warten?

An einem Termin hat es noch nie gescheitert. Wir werden schon einen finden, wenn Sie kommen wollen. Ich würde mich freuen.

Ich habe Sie nicht auf der Liste des Dachverbandes für Geistiges Heilen gesehen. Sind Sie kein Mitglied?

Oh, danke, dann muss ich da mal nachfragen (wenn Mitglied) Nein. Dieser Verein ist ein Interessenverein und kein Berufsverband. Es besteht keine gesetzliche Mitgliedspflicht.

Ich hoffe, Sie müssen nichts von meinem Behandlungsmarathon wissen. Ich habe da die Schnauze voll.

Nein, das brauche ich nicht wissen.
Sagen Sie mir einfach das, was Sie mir sagen wollen.

Mein Heilpraktiker ist schlecht und probiert nur an mir aus.
Das lassen wir jetzt einfach so stehen (keinesfalls bewerten).
Was führt Sie denn zu mir?

Mein Arzt hat mich falsch behandelt, können Sie mir helfen?
Da bin ich der falsche Ansprechpartner. Holen Sie sich Rat bei einer der vielen unabhängigen Patientenberatungsstellen, das geht auch telefonisch. Alles Gute.

Bitte geben Sie mir noch zwei Termine, meine Freundin hat auch insgesamt drei Termine gebraucht.
Gerne (dann Termine vereinbaren). Der Klient ist der Boss. Wenn er meint er braucht drei Termine, dann soll er sie bekommen. Themen sind nicht erledigt, wenn sie in deinem Weltbild abgearbeitet sind, sondern wenn sie im Weltbild des Klienten abgearbeitet sind, der ja seine eigenen Glaubenssätze hat.

Ich weiß nicht, ob ich den Eingriff machen soll, weil ich nicht weiß was auf mich zukommt und der Arzt hat es mir nur in ein paar Worten gesagt, die ich nicht verstehe.
Ich kenne mich auch nicht mit medizinischen Eingriffen aus. Aber manche Krankenkassen haben Ärzte in einer Hotline, die Sie alles fragen können, was Sie wissen wollen.

Ich glaube nicht an mehrere Leben, aber neugierig bin ich schon.
Macht nichts, jeder darf glauben was er mag. Aber wenn Sie neugierig sind, dann besorgen Sie sich doch eins der Reinkarnationsbücher – von Ian Stevenson gibt es z.B. auch welche. Ian Stevenson (Professor für Psychiatrie USA † 2007)ist eine feste Größe in diesem Bereich.

Bei 1001 Fragen:
Sie können gerne vorbeikommen. Geistheilung lässt sich nicht mit Worten erklären. Es kann nur erfahren werden.

Was machen Sie genau?
Ein Geistheiler macht Energiearbeit. (Methode erklären). Kommen Sie mit dem was Sie haben. Sie sind herzlich willkommen.

Sie sind aber teuer.

- *Teuer ist, was einem nichts wert ist.*
- *Im Verhältnis zu (Beispiel nennen) ist das billig.*
- *Ich würde mich freuen, wenn Ihnen eine Sitzung bei mir gefällt und Sie dann Ihre Krankenkasse informieren würden. Vielleicht denken die dann mal um und erstatten die Kosten.*

Telefonate mit fremden Dritten

Ungebetener Werbeanrufer ruft an.

Habe ich Sie gebeten mich anzurufen?

Extrem penetranter, ungebetener Werbeanrufer.

Ich habe Ihren Namen nicht verstanden, können Sie ihn mir bitte nochmals sagen? Für welche Firma war das noch mal? (Tel-Nr. vom Display notieren). Alles zusammen an die Bundesnetzagentur melden.

Achtung bei Werbeanrufen und Verkäufen per Telefon:

Das gesetzliche Widerrufsrecht haben nur Privatpersonen. Ruft dich eine Firma im Rahmen deiner Tätigkeit an (z.B. um dir ein Fachzeitungsabo zu verkaufen) und du stimmst zu, ist der Vertrag verbindlich geschlossen! Du kannst dann erst wieder mit den regulären Kündigungsbedingungen kündigen.

Wenn du z.B. noch telefonische Beratungsleistungen anbietest kann es sinnvoll sein, zusätzlich zur normalen Telefonnummer eine für den Anrufer teurere kostenpflichtige Telefonnummer zu schalten – dabei wird das Honorar dem Anrufer mit seiner Telefonabrechnung in Rechnung gestellt und du bekommst es von dem Telefonanbieter.

Telefonische Terminvereinbarung

- Haben Sie Lieblingstage?
- Ist Ihnen Vormittag oder Nachmittag lieber?
- Wenn Rahmen bekannt, dann Termin vorgeben bzw. vorschlagen. Tipp: Alle Termine (beruflich+privat) in einem Kalender notieren vermeidet Kollision. Kalender vor einer Sitzung sicher deponieren.

- Wenn du auf deiner Webseite ein Anmeldeformular hast: Klient bitten die Angaben auszufüllen und dann bekommt er eine Bestätigungs-E-Mail. Tipp: Inhalt einer Terminbestätigungs-E-Mail: Datum, Zeitpunkt, Dauer, Ort (mit Wegbeschreibung), Honorar (bitte passend in bar mitbringen, gerne erhalten Sie eine Quittung).

Der **Ablauf einer Sitzung** kann so sein:

Vor der Sitzung

- Der Rahmen einer Sitzung: Dauer und Kosten bereits bei Terminvereinbarung klären.
- Telefon lautlos stellen, Handy aus machen, Anrufbeantworter an machen. Uhr in Blicknähe platzieren.
- Decken, Kissen etc. austauschen (insbesondere wenn Arbeit in deinem Wohnraum ausgeführt wird). Ggf. Klientensocken bereitlegen.
- Musik bereitlegen, wenn du welche nutzt.
- Quittungsblock bereitlegen.
- Feuerzeug und Kerzen bereitstellen, falls du das nutzen möchtest.
- Etwas zum Trinken für dich und deinen Klienten bereitstellen.
- Schreibzeug bereitlegen, falls sich dein Klient etwas notieren möchte.
- Diktiergerät bereitlegen (mit Ersatzbatterien + ggf. mit Minimikrofon) falls deine Technik mittels Sprachchanneling durchkommt und aufgezeichnet werden soll.
- Massageliege freimachen bzw. aufstellen – wenn du sie brauchen solltest.

- Für neue Klienten: Blanko-Klienten-Anmeldebogen und Stift bereitlegen, Visitenkarte bereithalten, ggf. Buch „Wasser und die Kraft des Gebets“ von Masaru Emoto bereitlegen: Zeigt bildlich, wie Geistigen Heilen wirken kann.
- Für bekannte Klienten: Vorhandenen Klienten-Anmeldebogen und Stift bereitlegen.
- Bringe dich in einen ressourcevollen Zustand, so, dass du dich ruhig, geerdet und zentriert fühlst.
- Selbst Toilette aufsuchen
- Freue dich auf den Klienten.

<u>Während der Sitzung</u>

Organisatorisches

- Klienten mit Handschlag begrüßen (und auch wieder verabschieden), speziell für Menschen, die gut auf Berührung reagieren ist das wichtig. Man nennt diesen Typ auch Kinästheten – Ausführliches in meinem Buch „Weg frei zum Gesundwerden“ – viele, die einen Geistheiler aufsuchen fallen in diese Kategorie.
- Klienten bitten Handy aus bzw. lautlos zu stellen.
- Neuen Klienten Blanko-Klienten-Anmeldebogen zum Ausfüllen und zur Unterschrift überreichen (ggf. bereits vorhandene Daten wie Adresse etc. vorausfüllen, wenn Klient alles selbst schreibt ihn bitten, leserlich zu schreiben). Visitenkarte überreichen.

Gespräch

- Der Kommunikation wird quer Beet durch alle Jobs nicht optimal an Wert beigemessen. Deshalb wird auch an allen Ecken und Enden gedrängt, beschwichtigt, manipuliert, negiert, das Gesagte für nichtig erklärt oder es ist überhaupt keine Zeit dafür da. Gerade im Umgang mit Menschen die Hilfe brauchen ist eine ausgleichende, wohlwollende Sprachwahl erforderlich, die Zuhören mit im Gepäck hat. Deshalb: Aktive Gesprächsführung betreiben und:

- Den Klienten erzählen lassen was ihn zu dir geführt hat, vielleicht hat er auch eine Diagnose von einem Arzt oder Heilpraktiker, die er dir nennen möchte und ggf. nach Gesamtsituation erkundigen - falls du beides brauchst. Das Gespräch ist sehr wichtig. Vielleicht bist du die erste Person, die ihm überhaupt zuhört und ernst nimmt. Teile diesen Abschnitt genug Zeit ein, denn es gehört mit zum Heilprozess.
- Zu deinem Schutz solltest du abfragen: Ist etwas am Herzen (Herzinfarkt, Herzschrittmacher etc.), ist ein Port vorhanden (ein Portkatheter, kurz Port genannt wird u.a. als Zugang zum Blutkreislauf gelegt) oder besteht eine Schwangerschaft. Wenn ja und deine Technik besteht aus Kontaktheilung, dann lege nicht einmal in die Nähe des Themas die Hände. Suche dir einen anderen Platz, die Energie findet ohnehin ihren Weg. Das Thema ist nicht, das die Energie schlecht wäre, das Thema ist, das manche Menschen dazu tendieren. Wenn die Person nun am Folgetag der Sitzung einen weiteren Herzinfarkt oder Abgang haben sollte, dann wird im Rausch ein Schuldiger gesucht und dafür solltest du dich nicht hergeben.
- Menschen, die ohnehin viel denken und über ihr Thema sprechen haben möglicherweise nicht so viel Gesprächsbedarf und du kannst gleich damit beginnen dem Klienten zu erklären wie du arbeitest und was du ggf. an seinem Körper machst. Berühre nie einen Körper, ohne der Per-

son zu sagen was du genau tust! Es verunsichert, wenn nicht bekannt ist, was du machst. Vielleicht hast du auch Präsentationsbilder deiner Technik für diesen Zweck anfertigen lassen, die du ihm zeigen kannst, damit er beruhigt ist und weiß, was auf ihn zukommt.

- Neue Klienten aufklären über Geistiges Heilen.
- Erfolgt die Anwendung deiner Technik wortlos, dann dem Klienten das auch sagen. Ansonsten wartet dieser womöglich dauernd bis du wieder etwas sagst und kann sich dabei nicht auf die Sitzung einlassen.
- Klienten erklären, dass er während der Anwendung der Technik etwas wahrnehmen kann, aber nicht muss. Wenn er etwas wahrnimmt, dann kann sein das er etwas fühlt oder Farbe, Bilder oder was auch immer sieht oder etwas riecht oder schmeckt - dies als Erklärung, damit er nicht erschrickt wenn er etwas wahrnimmt. Manche brauchen die Erlaubnis Gefühle zuzulassen, deshalb erwähnen, dass er als „ganzes Paket“ willkommen ist und du ihn aufweckst wenn er einschlafen sollte – falls du ihn nicht wach brauchst. Erkläre ihm wie du die Sitzung beendest, damit er weiß wann er wieder die Augen aufmachen kann, z.B. du berührst ihn an der Schulter oder sagst es zusätzlich.
- Bleibe du selbst und sei authentisch. Dein Klient ist zu dir gekommen, weil er genau zu dir wollte.
- Vor der eigentlichen Durchführung deiner Technik Klienten fragen ob er nochmals zur Toilette möchte (manche Sitzungen sind zeitintensiv und WC-Unterbrechung oder Blasendruck ist ungut).

- Nicht persönlich nehmen, wenn Klient etwas heftig mit seinen Erzählungen wird. Leidende Menschen haben es nicht einfach.

Anwendung deiner Technik

- Jetzt kannst du das tun, was dich als Geistheiler ausmacht. Wenn dein Klient erschrocken ist über das was du machst, dann war das Gespräch eindeutig zu kurz.

Nach der Anwendung deiner Technik

- Klienten mit vereinbartem „Signal" aufwecken bzw. zurückholen damit er wieder langsam hier ankommen kann.
- Abschließend etwas trinken lassen und kurzes Gespräch: Fragen, ob er dir etwas sagen möchte und ob noch etwas offen ist.
- Wenn Klient weint, weil er seinen Kloss los ist, dann ihm den Raum geben. Tempobox sollte in Reichweite liegen.
- Wenn Klient sich selbst auf die Schulter schlägt, z.B. weil er über Jahre Schulterschmerzen hatte und nichts half und auf einmal ist aufgrund deiner Technik nichts mehr da und er kann es nicht fassen, weil er mit Vorbehalten zu dir gekommen ist, dann mit Unterbrecher-Worten fesseln damit er aufhört, ihm ein Kissen zum halten geben oder bitten die Decke zu falten etc. Worte können z.B. sein: „Wollen Sie eine Quittung?"
- Honorar einfordern und Quittung anbieten. Ggf. neuen Termin vereinbaren, wenn man für deine Technik mehrere Termine braucht. Anbieten, er kann dich zu deinen Telefonzeiten gerne anrufen, wenn er Fragen hat oder auf den Anrufbeantworter sprechen - du rufst ihn dann zurück.

- Klienten verabschieden (Honorar in Einnahmenbuch eintragen und in Kassenbox oder Geldtasche legen) und dich kurz erholen bevor der Nächste kommt.

Anmerkungen

- Menschen, die Energiearbeit in irgendeiner Form betreiben haben eine klarere Aura als solche, die das nicht tun. Dies als Hinweis falls du z.B. Karmabereinigung bei einem solchen Klienten machst und auf einmal gestochen scharfe „Bilder" erhältst und irritiert bist.
- Je dünner der „Schleier" wird, desto besser kannst du „sehen" – wenn das in dein „Konzept" passt und du es zulässt. Das kann bedeuten, dass du z.B. auf einmal Ausschnitte von früheren Leben sehen kannst obwohl das gar nicht dein Fachbereich ist und es dich dann irritiert – der Gang zu entsprechendem Experten ist hilfreich, wenn du mehr erfahren möchtest bzw. du wirst somit selbst einer.
- Je höher wir schwingen, desto schlechter können wir niedrigschwingende Lebensmittel vertragen, worunter schon mal alles fällt, was tierisch ist. Tests zur Überprüfung von Lebensmittelunverträglichkeiten und Lebensmittelallergien können aufschlussreich sein sowie das Absetzen der tierischen Produkte um die Zusammenhänge zu erkennen (bei Manchen beginnt es mit der Unverträglichkeit der Milch).
- Manche Geistheiler erhalten durch die Anwendung ihrer Technik Informationen über körperliche Thematiken, Ursachen und dergleichen. Das immer für dich behalten, denn es gilt als Diagnose.
- Macht dich das unruhig, wenn z.B. deine erste Sitzung vor dir steht, dann lass im Geiste deinen ersten Klienten schrumpfen oder stelle ihn dir nackt vor, wenn er da ist. Er ist freiwillig gekommen, weil er zu dir wollte und nicht weil er musste.

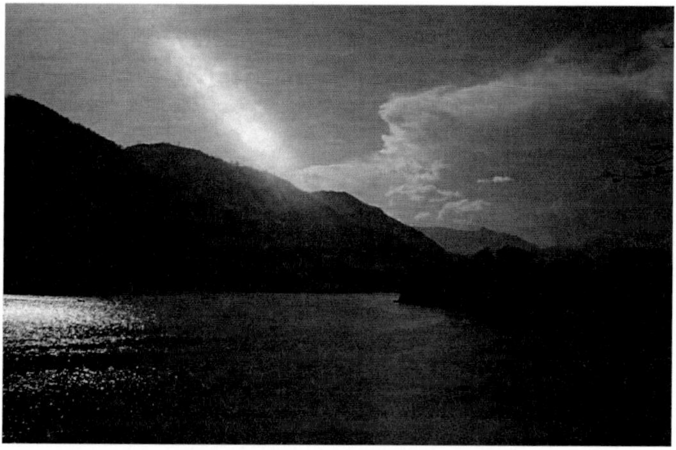

„Armut ist von Menschen gemacht. Nur Menschen können sie beseitigen."
Père Joseph Wresinski

TEIL 5

Buchführung & Jahresabschluss

Kapitel 21:

Buchführung

Buchführungspflicht

Grundsätzlich müssen alle selbständig Tätigen, alle Gewerbebetriebe als auch die land- und forstwirtschaftlichen Betriebe Bücher führen – irgendwie muss sich ja das Betriebsergebnis errechnen. Die Frage ist nur nach welchen Grundsätzen. Unter dem Begriff Buchführungspflicht versteht man nur diejenigen, die unter die strenge Buchführungspflicht fallen. Man nennt das System auch Doppelte Buchführung, da pro Geschäftsvorgang zwei Buchungen zu machen sind – eine im Soll und eine im Haben. Dabei gibt es Regelungen nach dem Handelsrecht lt. §§ 238 ff HGB und erweiterte nach dem Steuerrecht lt. § 141 AO.

Die strengen Buchführungsregeln gelten nur für Gewerbebetriebe, Land- und Forstwirtschaftliche Betriebe und Betriebe mit der Rechtsform einer Kapitalgesellschaft (Kapitel 3). **Für Freiberufler gelten sie nicht.** Buchführungspflicht besteht (für Gewerbebetriebe), wenn

- **Umsatz mehr als € 500.000** im Kalenderjahr oder
- **Gewinn mehr als € 50.000** im Kalenderjahr

Alle Gewebebetriebe, die unter diesen Grenzen sind, sowie Freiberufler (überhaupt) können freiwillig die „Doppelte Buchführung“ anwenden. Sie müssen aber nicht. Das Endprodukt nennt sich dann Jahresabschluss (Kapitel 22 Jahresabschluss). Alle anderen machen lediglich eine Gewinnermittlung und das war´s dann. Tipp: Am besten nutzt nur der eine entsprechende Software, der damit auch umgehen kann, denn vom Programm selbständig kreierte Sammelbuchungen lassen sich nur schlecht wieder entwirren, wenn nicht bekannt ist, wie die Fäden gezogen werden. Besser: Aufzeichnungen machen (Kapitel 28 Ablagesystem, Ordner Buchhaltung)

Kassenbuch

Ein Kassenbuch ist eine Auflistung sämtlicher Bareinnahmen sowie Barausgaben, die einzeln aufgeführt sind (bei Registrierkassen etc. sind auch Sammler erlaubt). Das Kassenbuch kann auch mittels eigens erstellter Tabelle, gekauftem Formularblock oder mit einer entsprechenden Software erstellt werden. Es sind jedoch nur diejenigen verpflichtet ein Kassenbuch mit den strengen Regeln zu führen, die buchführungspflichtig sind (siehe vorherigen Punkt). Alle anderen sollen besser ein Einnahmenbuch führen, in das alle Einnahmen aufgezeichnet werden, da sich manche mit der Führung eines Kassenbuches verhaspeln und negative Kassenstände haben (d.h. mehr Ausgaben wie Einnahmen haben), was jedoch in einem Kassenbuch nicht sein kann – einem Nackten kann man eben nicht in die Tasche greifen. Im Zweifel schätzt das Finanzamt die Einkünfte, wenn der Wurm zu groß ist. Besser: Einnahmenbuch führen. Muster:

Nr	**Datum**	**Betrag**	**was**	**Name**	**Wie bezahlt**
13	25.08.12	€ 100	Geistheilsitzung	Maria Müller	bar

- Tabelle mit PC erstellen, ausdrucken und handschriftlich ausfüllen (oder alles handschriftlich).
- Fortlaufende Nummer nutzen. Egal, wo du beginnst, ob kombiniert mit der Jahreszahl oder was auch immer.
- Nichts überkleben etc., sondern offen ausstreichen.
- Alle Einnahmen eintragen – die Bareinnahmen und die Einnahmen auf der Bank – somit hast du alle Einnahmen auf einer Liste.
- Ein Einnahmenbuch pro Betrieb führen (mit eigenem Rechnungsnummernkreis) – also strickt trennen.

Ordnungsgemäße Rechnung

Einen Anspruch auf eine ordnungsgemäße Rechnung haben nur Klienten, die Unternehmer sind. Für alle anderen reicht eine einfache Quittung (Angaben wie bei einer Kleinbetragsrechnung – siehe nächste Seite).

Pflichtangaben gem. § 14 Abs. 4 UStG

- Name und Anschrift des Leistungsgebers
- Name und Anschrift des Leistungsempfängers
- Rechnungsdatum (+ Leistungsdatum, wenn nicht mit Rechnungsdatum identisch)
- Steuer-Nummer oder Umsatzsteuer-Identifikationsnummer (USt-ID)
- Fortlaufende Rechnungsnummer
- Menge und Art des Produktes bzw. der Leistung (genaue Bezeichnung)
- Entgelt aufgeschlüsselt nach steuerpflichtigen und steuerbefreitem Umsatz
- Angewendeter Steuersatz (+ Steuerbetrag) bzw. Grund der Steuerbefreiung

Tipp: USt-ID ggü. Steuernummer bevorzugen. Die bekommt man allerdings nur dann, wenn man umsatzsteuerpflichtige Umsätze hat (Kleinunternehmer bekommen sie somit nicht). USt-ID kann man auch per Internet beantragen (www.formulare-bfinv.de).

Angaben bei Kleinbetragsrechnungen bis € 150

- Name und Anschrift des Leistungsgebers
- Rechnungsdatum
- Menge und Bezeichnung der Lieferung/Leistung
- Entgelt und Steuerbetrag in einer Summe
- Steuersatz oder Begriff: Steuerbefreiung

Tipps: Eine Gutschrift, die du erhältst für deine Leistung (z.B. als Honorar für einen Vortrag) gilt auch als Rechnung – also aufpassen, dass du keine Gutschrift mit Umsatzsteuer erhältst, wenn du Kleinunternehmer bist. Hat Klient die Rechnung verschlampt, dann Neue ausstellen mit dem Pflichtzusatz „Duplikat" o.ä. Die Angabe „enthält gesetzliche Umsatzsteuer" reicht nicht aus, es muss schon klar sein, welche genau: 7% oder 19%. Ein Rechnungsempfänger kann Vorsteuer nur beim Finanzamt abziehen, wenn 1) Rechnung und Leistung oder 2) Rechnung und Zahlung.

Aufbewahrungsfristen

Die Geschäftsunterlagen (Buchhaltung, etc.) müssen aufbewahrt werden. Dafür gibt es eigens Aufbewahrungsfristen, deren Unterteilung recht differenziert ist. Nachdem die meisten sowieso alles gemischt in den Ordnern haben, reicht es aus eine Zahl zu wissen: **10 Jahre**.

So lange sind die Ordner aufzubewahren, auch wenn man bereits das Geschäft wieder aufgegeben haben sollte. Bestehen anhängige Verfahren etc., dann eben entsprechend länger.

Tipp: Wenn dein Ablagesystem darin besteht, dass alle Ordner die gleiche Farbe haben, dann am besten an die früheren Jahre einen Aufkleber kleben. Damit erkennst du auf den ersten Blick, welcher eine Altakte ist und ersparst dir damit Sucharbeit.

Verjährungsfristen

Deine eigenen Ansprüche, die du möglicherweise an Klienten hast und Ansprüche, die z.B. Lieferanten an dich haben sind nicht beliebig lange einforderbar. Die regelmäßige Verjährungsfirst beträgt schlappe **3 Jahre**. Sie beginnt am Ende des Jahres der Entstehung des Anspruchs, kann z.B. durch Teilzahlung automatisch verlängert werden und kann insgesamt individuell (vertraglich) geregelt werden. Das mag für Geistheilleistung wohl nicht in Frage kommen, aber für Ausbildungen, Seminare etc. kann das schon mal anders ausschauen. Damit du nicht zwischen den Jahren in Hektik gerätst, welche von deinen Ansprüchen verjähren, solltest du stets kurze Zahlungsfristen vereinbaren. Dafür lieber einen Glühwein mit Freunden auf dem Christkindlmarkt trinken.

Beispiel: Ein Anspruch, den du hast verjährt am 31.12.2012. Nachdem dein Klient oder Schüler keine Teilzahlung geleistet hat verlängert sich die Frist auch nicht, so dass du sie schriftlich nochmals einfordern musst. Andernfalls hast du wohl noch einen Anspruch nach dem 31.12.2012, den du aber nicht mehr einklagen kannst, d.h. der Schuldner kann sich auf sein Recht berufen und sagen, die Forderung ist verjährt (= Einrede der Verjährung) und du hast Pech gehabt. Lieber zeitig einfordern und sich was Nettes gönnen.

Kapitel 22:

Jahresabschluss

Einen Jahresabschluss müssen nur diejenigen erstellen, die buchführungspflichtig sind oder die sich freiwillig dazu entschieden haben zu bilanzieren. Ein Jahresabschluss setzt sich aus verschiedenen Teilen zusammen u.a. der Bilanz (Gegenüberstellung von Vermögen und Schulden) und einer Gewinn-und-Verlustrechnung.

Alle, die nicht bilanzieren, dürfen eine vereinfachte Rechnung erstellen, die Gewinnermittlung genannt wird (= 4-3-Rechnung, da der Gewinn nach § 4 Abs. 3 EStG errechnet wird). Das folgende Muster ist so eine Rechnung und kann für Freiberufler als auch für Gewerbetreibende genutzt werden. Sie gilt für Kleinunternehmer, da sie ohne Umsatzsteuer ist (Kapitel 26 Umsatzsteuer).

Hinweis: Selbständig sind schon alle, jedoch unterscheidet das Finanzamt zwischen Einkünften aus selbständiger Tätigkeit (=Freiberufler) und Einkünften aus Gewerbebetrieb, daher kann es zu Begriffsverwirrung kommen. Die Erläuterungen betreffen den ***Rechtsstand*** *2012 und sind in der Regel viele Jahre gültig – aktuellen Rechtsstand bitte im Internet recherchieren, z.B. www.gesetze-im-internet.de* .

Gewinnermittlung nach § 4 Abs. 3 EStG für (Jahr)

I	**Einnahmen**	€	€
1	Aus Geistheilung	5.000,00	
2	Aus Schadenersatz	100,00	5.100,00
II	**Ausgaben**		
1	Porto	20,00	
2	Telefon und Internet	100,00	
3	Bürobedarf	50,00	
4	Fachbücher	100,00	
5	Fortbildungskosten	300,00	
6	Reisekosten	150,00	
7	Werbekosten	2.000,00	
8	Geschenke	20,00	
9	Betriebsbedarf	300,00	
10	Bewirtungskosten (70%)	100,00	
11	Raumkosten	500,00	
12	Beiträge	20,00	
13	Versicherungen	50,00	
14	Kontoführung	30,00	
15	Rechtsanwaltskosten	80,00	
16	Steuerberatungskosten	120,00	
17	Abschreibung auf GWG	100,00	
18	Abschreibung auf Sachanlagen	150,00	-4.190,00
III	**Gewinn**		**910,00**

Hinweise, die du auf diesem Blatt nennen kannst: *Erklärung größerer Veränderungen gegenüber dem Vorjahr. Auch kannst du ergänzen: „Die erklärten Einkünfte betreffen Einkünfte aus der Tätigkeit als Geistheiler, die nach einem Urteil des BVerfG vom 2. März 2004 auch ohne Heilpraktikerschein erlaubt sind".*

Erläuterungen (bei Besonderheiten)

Zu I Einnahmen

Zu 1) *Geistheilsitzung:* Einnahme ist alles, was du als Gegenleistung für eine Sitzung erhältst. Das kann das vereinbarte feste Honorar sein, Spenden anstelle von Festpreisen als auch Sacheinnahmen. Letzteres sind Gegenstände, die mit dem €-Wert anzusetzen sind, den du beim Verkauf erzielen würdest.

Zu 2) *Aus Schadenersatz:* Schadenersatz sind z.B. (betriebliche) Versicherungserstattungen als auch Geld für geplatzte Sitzungen.

Zu II Ausgaben

Zu 4) *Fachbücher:* Rechnung muss Titel und Autor enthalten.

Zu 5) *Fortbildungskosten:* Rechnungen für die Fortbildungsmaßnahme. Kursbeschreibung dazulegen.

Zu 6) *Reisekosten:* Fahrtkosten: Mit Pkw € 0,30 pro gefahrenen Kilometer, Bahn oder Bus lt. Beleg, Verpflegungsmehraufwendungen für Inlandsreisen gestaffelt nach Abwesenheit: € 24 bei 24 Std., € 12 bei mind. 14 bis weniger als 24 Std., € 6 bei mind. 8 bis weniger 14 Std. (für Auslandsreisen gelten andere Auslandstagegelder je nach Land), Übernachtungskosten nach Rechnung. Reisekostenabrechnung (Aufstellung) erstellen. Das muss rein: Datum (von bis), Uhrzeit (von bis), Reiseziel, Fahrtkosten, Verpflegungsmehraufwand, Übernachtungskosten – alles aufsummieren oder Block mit Vordruck besorgen.

Zu 8) *Geschenke:* Pro Jahr und Empfänger sind bis brutto € 35 abzugsfähig. Empfängername auf die Rechnung schreiben. Überblick nicht verlieren.

Zu 10) *Bewirtungskosten:* Fremdbewirtung ist mit 70 % der Nettobewirtungskosten abzugsfähig. Die Vorsteuer ist voll als Betriebsausgabe abzugsfähig. Hierzu ist ein Bewirtungsbeleg auszufüllen (Vordrucke im Schreibwarenladen erwerbbar) – bei Rechnungen über € 150 muss dein Name auf die Rechnung als Rechnungsempfänger. Arbeitnehmerbewirtung ist voll abzugsfähig.

Zu 11) *Raumkosten:* Kosten für angemietete Räume sowie Kosten für Raum in der eigenen Wohnung sofern es ein abgeschlossenes Zimmer ist – anteilige Kosten für Zimmerecken sind nicht abzugsfähig.

Zu 17) *Abschreibung auf GWG:* Geringwertige Wirtschaftsgüter (GWG) sind Wirtschaftsgüter (z.B. Telefon, Diktiergerät), die beweglich, abnutzbar und selbständig nutzungsfähig sind. Bis netto € 150 sind sie sofort abzugsfähig. GWG´s von netto € 151 - € 1.000 sind gleichmäßig auf 5 Jahre abzuschreiben und unter Pkt. 18 auszuweisen (= Poolabschreibung; Pool deswegen, weil alles zusammen geworfen wird).

Zu 18) *Abschreibung auf Sachanlagen:* Sachanlagen werden aufgrund ihrer längeren Nutzungsdauer nicht sofort im Jahr der Anschaffung abgeschrieben (=als Betriebsausgabe voll angesetzt), sondern in Teilen auf die Nutzungsdauer abgeschrieben. Die Nutzungsdauer ist Abschreibungstabellen zu entnehmen.

Informatives

- Wie viele Gewinnermittlungen müssen erstellt werden? Selbständige Einkünfte (= freiberufliche) können mit den gleichen zusammengefasst werden. Freiberufliche und gewerbliche Einkünfte sind zu trennen, da sie unterschiedlich besteuert werden (gewerbliche Einkünfte sind gewerbesteuerpflichtig, freiberufliche nicht) und in unterschiedlichen Anlagen der Einkommensteuererklärung zu erfassen. Zudem passiert bei Vermischung eine Infizierung der freiberuflichen Einkünfte, so dass diese dann auch gewerblich und somit gewerbesteuerpflichtig werden!
- Ist die Gliederung immer so? Nein, sie ist frei gewählt. Nimm einfach die Kostenarten, die du hast. Nur Buchführungspflichtige (Kapitel 21) müssen sich an die strengen Gliederungsvorschriften des HGB halten.

Betriebsprüfung

Außenprüfung durch das Finanzamt

Eine Betriebsprüfung nimmt das Finanzamt zur Sicherstellung der Gleichmäßigkeit der Besteuerung vor. Nicht jeder Betrieb wird dabei im gleichmäßigen Turnus überprüft. Unterschieden wird in drei Größenklassen: Groß-, Mittel-, und Kleinbetrieb.

Erfreulicherweise gelten seit 2010 für vier Betriebsarten im Bereich der Kleinbetriebe einheitliche Abgrenzungsmerkmale lt. § 3 Betriebsprüfungsverordnung (BpO). Diese gelten für Handelsbetriebe, Fertigungsbetriebe, Freie Berufe und andere Leistungsbetriebe und sind: Betriebe mit

Umsatzerlöse über € 160.000 oder
Steuerlicher Gewinn über € 34.000

werden geprüft. Großbetriebe werden durchgängig überprüft, d.h. zwischen den Besteuerungszeiträumen (i.d.R. Jahre) ist kein Leerraum, da nahtlos geprüft wird. Kleinbetreibe werden dagegen alle „heilige Zeiten" überprüft und zwischen den Betriebsprüfungszeiträumen sind viele Jahre, die ungeprüft bleiben. Daher gilt es, besonders sorgfältig zu sein bei der Erstellung der Buchhaltung, des Abschlusses und der Steuererklärungen. Geprüft werden immer drei zusammenhängende Besteuerungszeiträume.

Quelle: www.bundesfinanzministerium.de

Neben der Betriebsprüfung gibt es auch noch die Lohnsteuerprüfung (nur wenn Arbeitnehmer beschäftigt werden), die das Finanzamt gesondert durchführt. Dabei werden die Berechnung der Lohnsteuer und alle damit zusammenhängenden Sachverhalte überprüft. Zu wenig abgeführte Lohnsteuer wird in einem Haftungsbescheid nachgefordert.

Sozialversicherungsprüfung durch Rentenversicherungsträger (wenn Arbeitnehmer vorhanden)

Der Abzug der Sozialversicherungsbeiträge in den Lohn- und Gehaltsabrechnungen wird in einer Prüfung durch den jeweiligen Rentenversicherungsträger überprüft. Dabei sind dem Rentenversicherungsträger etwaige vorliegende Prüfungsberichte aus Lohnsteuerprüfungen vorzulegen.

TEIL 6

Steuern

Kapitel 23:

Allgemeines

Positionen gegenüber Gesetzesobrigkeiten

Bei Behördenangelegenheiten sind viele von uns in Schieflage, die sich in drei Kategorien von Menschen einteilen lässt: Da gibt es die Ängstlichen, die alleine bei dem Wort „Formular“ oder Ähnlichem in Sekundenschnelle auf fünf Zentimeter mit Hut schrumpfen und die sich neben den „Aufreißern“ nicht gerade wohl fühlen. Bei dieser Sorte handelt es sich um Menschen, die es als Herausforderung ansehen jedwede Regel zu brechen und Schummelei als Kavaliersdelikt ansehen und die die Aggressiven geziemt übersehen. Die Aggressiven fühlen sich alleine schon deswegen angegriffen, wenn sie mit dem Gesetz in Kontakt kommen und das ist ihnen dann mehr als ein Dorn im Auge. Viel angenehmer jedoch lassen sich Behördenthemen abhandeln, wenn wir einen gelassenen bzw. normalen Umgang pflegen könnten. Wieso uns das so schwer fällt, kann folgende Ursache haben:

Unsere Seele ist unsterblich, folglich sammelt sie alle Erfahrungen, die sie jemals gemacht hat fein säuberlich und sortiert sie in unserer inneren Bibliothek, die auch Unterbewusstsein genannt wird. Nachdem wir alle schon viele Leben hinter uns haben und praktisch alles schon ein- oder mehrmals erlebt haben „erinnern“ wir uns halt wieder, wenn wir heute mit Themen von Gesetzesobrigkeiten zu tun haben, die uns damals vielleicht eine über die Rübe gehauen haben. Zudem kommen noch die vielen kollektiven Energien hinzu, die uns auch noch hinunterziehen wollen. Das sollten wir bedenken, wenn wir scheinbar grundlos Aversionen entwickelt haben, die uns im Weg stehen.

Steuerrecht im Allgemeinen

Das Steuerrecht ist nichts, was einmal geschrieben wurde und dann für alle Zeiten unverändert so stehen bleibt. Vielmehr handelt es sich speziell beim Thema Steuerrecht um ein lebendiges Konstrukt, bei dem es extrem wild zugeht und an dem unendlich weitergestrickt wird wie an einem endlos Flickenteppich, da es immer etwas gibt, bei dem nicht alle Eventualitäten bedacht wurden oder aufgrund veränderter Umstände veraltet, ungerecht, unnötig oder sonst was ist oder weil neue Bestandteile dazugekommen sind und tausend anderer Dinge mehr. Es kann gar nicht jedwede Aktion bis ins kleinste Detail gesetzlich geregelt werden und deshalb wird immer weiter gestrickt, um es in dem Teil gerechter zu machen, der gerade einen entsprechenden Impuls braucht.

Auch kann die Verteilung des Steueraufkommens nicht fein genug gesteuert werden, da alles von Bedingungen abhängt, die wiederum von unterschiedlichen Faktoren beeinflusst werden. Werfen wir einen Blick in die neuen Bundesländer, so sehen wir, dass die Infrastruktur ordentlich aufgestockt wurde, jedoch fehlen nun die Leute, die diese Kapazitäten voll ausnutzen könnten und trotzdem ist der Solidaritätszuschlag nach über zwei Jahrzehnten Wiedervereinigung immer noch da.

Zudem hinkt es immer ein bisserl, weil sich die Welt einfach zu schnell dreht und die Rechtsprechung gar nicht schnell genug hinterher hechten kann. So ist z.B. auch noch eine nicht kleinzuredende Ungerechtigkeit offen, da hierzulande nur das Einkommen und nicht das Vermögen besteuert wird (als Vermögender hat man ganz andere Steuergestaltungsmöglichkeiten, d.h. hier ist die sog. Schere zwischen arm und reich, denn lediglich ein verschwindend geringer Anteil am Einkommensteueraufkommen stammt von der Finanzmacht). Das letzte Jahr der Erhebung der Vermögensteuer war 1996. Sie wurde mit dem verschleierten Argument abgeschafft, das der Verwaltungsaufwand zu hoch sei – kein Wunder, der Steuersatz von 0,5 % bis 1,0 % war einfach zu niedrig. Eine gerechtere Regulierung ist also angesagt. Seit Jahren gilt knapp jeder sechste Deutsche als arm – was nicht wirklich mit der steigenden Zahl der Milliardäre in diesem Land harmoniert (und das in einem 1.-Welt-Land!). Es wäre an der Zeit, jegliche Privilegien abzuschaffen, wenn man wirklich etwas in Richtung Gerechtigkeit und gerechter Verteilung erreichen möchte!

In diesem Buch, speziell im Steuerteil, kommen mehrere solcher Einwürfe vor, da das Steuerrecht und das Gesundheitsrecht in gewisser Weise ein Geschwisterpaar sind: Beide sind hochsensibel und bei beiden geht es um eine Menge Geld – wobei man durchaus auch den Eindruck bekommen kann, dass es manchen leichter fallen würde den linken kleinen Finger zu spenden als gerecht Steuern zu entrichten.

Steuer<u>arten</u> im Allgemeinen

Es gibt unterschiedliche Steuerarten, für die verschiedene öffentliche Organe das Recht zum Festsetzen und eintreiben haben. Das Steueraufkommen fließt dann entweder in den „allgemeinen" Staatshaushalt oder bleibt in der Gemeinde und findet dort Verwendung. Jede einzelne Steuerart hat ihren eigenen Berechnungsmodus. Das bedeutet z.B. für die jährlich zu erstellenden Steuererklärungen eines Selbständigen, das man vielleicht in einer Steuerart keine Steuern zu zahlen hat und bei anderen hingegen schon (z.B. Einkommensteuer ist nicht zu zahlen, Umsatzsteuer hingegen schon).

*Nachfolgende Abhandlungen einzelner Steuerarten betreffen den **Rechtsstand** 2012 (aktuellen Rechtsstand bitte im Internet recherchieren, z.B. www.gesetze-im-internet.de).*

Kapitel 24:

Gewerbesteuer

Berechtigte Behörde

Die Gewerbesteuer ist eine Gemeindesteuer und ist an die Gemeinde und nicht an das Finanzamt zu bezahlen. Das bedeutet: Das Geld bleibt in der Gemeinde und für jeden gewerblich Tätigen wird gerne (irgendwie) die Gewerbeanmeldung durchgeführt.

Berechnung der Gewerbesteuer

Grundlage für die Berechnung der Gewerbesteuer ist der Gewinn (bei Verlust zahlt man keine Gewerbesteuer). Ein spezielles Berechnungsverfahren endet mit der Multiplikation mit einem Hebesatz, der dann die Gewerbesteuer ergibt. Der Hebesatz wird von den Gemeinden selbst festgelegt und ist deswegen unterschiedlich hoch. Auch in der Gewerbesteuer gab es die letzten Jahre enorm viel Bewegung.

Steuerliche Behandlung

- Der Gewerbesteuer-Freibetrag beträgt € 24.500
- Die Gewerbesteuer ist <u>nicht</u> als Betriebsausgabe abzugsfähig (sondern, welch Wunder:)
- Die Gewerbesteuer ist auf die Einkommensteuer anrechenbar (ggf. Begrenzung).

Besser wäre es allerdings, wenn die Gewerbesteuer ganz abgeschafft werden würde und ein Umlageverfahren von der Bundesebene auf die Gemeindeebene eingeführt werden würde, damit diese auch noch einen direkten Teil abbekommt. Damit stünde dann eine Gleichberechtigung zwischen Freiberuflern und Gewerbetreibenden näher. Es kann doch nicht sein, dass ein Steuerberater im Genusstrudel sitzt, während der Bauunternehmer mit seiner kleinen Klitsche kaum das Geld zusammen bringt um den Steuerberater zu bezahlen, weil er eine Bilanz aufstellen muss, die Doppelte Buchführung machen muss und die Gewerbesteuererklärung erstellen muss. Alles Dinge, die ein Steuerberater nicht tun braucht – obwohl er es sogar selbst könnte.

Kapitel 25:

Einkommensteuer

Einkommensteuerpflicht

Unbeschränkt einkommensteuerpflichtig sind Personen mit ständigem Wohnsitz in Deutschland. Hat man den nicht, sondern nur Einkünfte hier und wohnt in einem anderen Land, so liegt u.U. beschränkte Steuerpflicht vor – das ist dann abhängig von der Art der Einkünfte und das dann anzuwendende Doppelbesteuerungsabkommen – wenn es denn mit dem entsprechenden Land eins gibt.

Einkunftsarten

Wir unterscheiden zwischen sieben Einkunftsarten. Die Buchstaben in den Klammern sind die Namen der Anlagen zur Einkommensteuererklärung, in denen die jeweiligen Einkünfte zu erklären sind:

1 Einkünfte aus Land- und Forstwirtschaft (L)
2 Einkünfte aus Gewerbebetrieb (G)
3 Einkünfte aus selbständiger Arbeit (S)
4 Einkünfte aus nichtselbständiger Arbeit (N)
5 Einkünfte aus Kapitalvermögen (KAP+AUS))
6 Einkünfte aus Vermietung und Verpachtung (V)
7 Sonstige Einkünfte (S+R)

Gewinneinkünfte ./. Überschusseinkünfte

Die Einkunftsarten 1-3 werden unter dem Begriff

„Gewinneinkunfsarten“ zusammengefasst, da der Gewinn zur Besteuerung herangezogen wird und es erfolgt eine gesonderte Berechnung, entweder in Form einer „Gewinnermittlung“ oder durch die Aufstellung eines „Jahresabschlusses“ (Kapitel 22 Jahresabschluss). Die Einkunftsarten 4-7 hingegen heißen „Überschusseinkunftsarten“ und deren Ergebnisermittlung erfolgt durch eine „Einnahmen-Überschuss-Rechnung“, für die jedoch keine gesonderte Berechnung erstellt wird, sondern die Angaben werden einfach in die entsprechende Anlage eingetragen.

Gesonderte Feststellung

Es gibt zwei verschiedene Beweggründe, die die Abgabe einer zusätzlichen Steuererklärung erforderlich machen. Die Erklärung heißt „Gesonderte und einheitliche Feststellung der Einkünfte“ und ist zu erstellen, wenn das zutrifft:

Betriebssitz ./. Wohnsitz

Ist der Betriebssitz nicht mit dem Wohnsitz identisch, dann ist an das Betriebsstättenfinanzamt (= Finanzamt in dessen Bezirk sich das Unternehmen befindet) die Gesonderte Feststellungserklärung zu senden. Beispiel: A wohnt in München und hat seine Praxis in Fürstenfeldbruck. Somit ist das Finanzamt Fürstenfeldbruck für die „Gesonderte und einheitliche Feststellung der Einkünfte“ zuständig und eins der Münchner Finanzämter für die Einkommensteuererklärung.

Mehrere Beteiligte an einer Personengesellschaft

Sind mehr als eine Person an einem Unternehmen beteiligt, z.B. bei einer GbR, die zusammen ein Studio oder einen Esoterikladen betreibt, dann ist die Gesonderte Feststellungserklärung ebenso an das Betriebsstättenfinanzamt zu senden.

Wissenswertes für Betroffene

Diese Erklärung hat zum gleichlautenden Mantelbogen und den obigen Anlagen (L, G usw.) auch noch weitere Anlagen, (z.B. für die Ergebnisaufteilung und zum Nennen der einzelnen Beteiligten).

Abgabe einer Anlage EÜR

Steuerpflichtige, die Einkünfte aus freiberuflicher Tätigkeit haben sowie nichtbuchführungspflichtige Gewerbetreibende, die eine Gewinnermittlung (also nicht einen Jahresabschluss) erstellen, müssen eine Anlage EÜR (Einnahmenüberschussrechnung) abgeben, wenn ihre daraus erzielten Einkünfte € 17.500 überschreiten und zwar pro Betrieb.

Einkünfte aus Gewebebetrieb

Lt. § 15 Abs. 1 EStG fallen hier runter Einkünfte aus Gewerbebetrieb. § 15 Abs. 2 Satz 1 schließt zudem aus: „ ...wenn die Betätigung weder als Ausübung von Land- und Forstwirtschaft noch als Ausübung eines freien Berufs noch als eine andere selbständige Arbeit anzusehen ist."

Klar zuordnbare Gewerbetreibende nehmen einfach ihr ermitteltes Ergebnis und tragen es in die Anlage G ein. Anders sieht es allerdings bei den nicht eindeutig zuordnbaren Einkünften aus, so dass die Abgrenzung zwischen gewerblichen und freiberuflichen Einkünften ein permanent großes (Streit-)Thema ist.

Einkünfte aus selbständiger Arbeit

Durch die Industrialisierung kreierten sich immer mehr Dienstleister gehobenen Niveaus, die sich einfach nicht in die gewerbliche Schiene pressen lassen wollten und als Gewerbebetrieb versteuert werden wollten. Daraufhin wurde § 18 Abs. 1 Nr. 1 EStG modelliert, der so lautet:

„Einkünfte aus selbständiger Arbeit sind Einkünfte aus freiberuflicher Tätigkeit. Zu der freiberuflichen Tätigkeit gehören die selbständig ausgeübte wissenschaftliche, künstlerische, schriftstellerische, unterrichtende oder erzieherische Tätigkeit, die selbständige Berufstätigkeit der Ärzte, Zahnärzte, Tierärzte, Rechtsanwälte, Notare, Patentanwälte, Vermessungsingenieure, Ingenieure, Architekten, Handelschemiker, Wirtschaftsprüfer, Steuerberater, beratenden Volks- und Betriebswirte, vereidigten Buchprüfer, Steuerbevollmächtigten, Heilpraktiker, Dentisten, Krankengymnasten, Journalisten, Bildberichterstatter, Dolmetscher, Übersetzer, Lotsen und ähnlicher Berufe.

Nachdem diese Aufzählung dem System eines Katalogs ähnelt entstand der Begriff „Katalogberufe". Zudem handelt es sich hierbei um eine Regelung, die nicht abschließend gefasst ist, d.h. alle ähnlichen Berufe zählen hinzu, ohne dass man das Gesetz aufblähen muss – dafür gibt es jedoch jede Menge Gerichtsurteile. Der Bundesverband der freien Berufe hat z.B. auf seiner Webseite www.freie-berufe.de unzählige Berufe ergänzt, die auch dazu zählen - diese Liste ist jedoch auch nicht vollständig, da sie das nie sein wird.

Diese „Neukreierung“ ist auch vollkommen in Ordnung, man will ja „junges Blut“ unterstützen, damit es gedeihen kann. Nur hat man ganz übersehen, den Hahn wieder zuzudrehen. Man hat dieser Gruppe allerlei Freiheiten erlaubt, die z.B. von der Befreiung der Buchführungspflicht, Gewerbesteuerbefreiung bis zur Bildung eigener Rentenversorgungssysteme reichen (die viel höhere Renditen haben wie das gesetzliche Rentensystem z.B. für Ärzte, Rechtsanwälte, Patentanwälte, Steuerberater) und das, obwohl unter ihnen die Bestverdiener dieses Landes sind. Eine Gleichstellung: „Alle in einen Topf“ wäre da um einiges gerechter.

Das ist dann in etwa so, wie im schönen Myanmar (vormals Burma), bei der die Landbevölkerung zu den Vollmondfesten mit Ochsenplanwagen zur Pagode fährt, während der Verwaltungsapparat nördlich von Yangon (früher Rangoon) goldene Klodeckel als normale Haushaltsausstattung nutzt – oder so ähnlich.

Steuerliche Beurteilung Geistiges Heilen

Der Begriff des Geistheilers steht nirgends im Gesetz, so dass man lediglich eine Anfangsvermutung stellen kann - neben dem restlichen Prüfkatalog, der ins Auge gefasst werden kann - jedoch deren Merkmale zur Überprüfung für den Geistheiler nicht geeignet sind, da er in seiner Ausprägung so anders ist als alles, was bisher vorhanden ist. Es ist also lapidares denken erlaubt. Das heißt: Der Geistheiler passt besser zu den Einkünften aus selbständiger Tätigkeit als zu den gewerblichen Einkünften, zu den Vermietungseinkünften oder anderen Einkünften vom Set. Daraus folgt, dass auch keine Gewerbeanmeldung erforderlich wäre und die Einkünfte in der **Anlage S** zu erfassen wären - dort werden sie auch bei vielen anerkannt und somit bescheidet. Das Finanzamt folgt bei Wackelposten wie diesem in der Regel dem Ansatz, den der Steuerpflichtige gewählt hat, das sollte man nicht vergessen. Die Begründung steht aus, da es bis dato keine höchstrichterliche Rechtsprechung gibt und die gilt es abzuwarten. Der Geistheiler ist in der Auffassung von Gesetzesleben noch ein Jungspund und steht ganz vorne in seinem Gesetzesleben und niemand kann sagen, wie steil oder flach seine Karriere werden wird, noch, wie lange es dauert bis etwas entschieden wird. Prognosen über richterliche Entscheidungen gehen fehl und können daher nicht gestellt werden. Mehr gibt es nicht zu erwähnen, alles andere wäre Mundgymnastik bzw. „Fischkostüm" (Kapitel 1 Geistiges Heilen).

Doppelbesteuerung

Grundsätzlich kommt bei der Einkommensteuer das Welteinkommensprinzip zum Zug, d.h. egal wo in der Welt Einkommen erwirtschaftet wird, versteuert wird es in Deutschland. Nachdem diese Regelung mit einigen Ländern nicht konform geht, wurden Doppelbesteuerungsabkommen (DBA) geschlossen. DBA´s legen fest, welches Land bei welchen Einkünften das Besteuerungsrecht hat, wenn der Steuerpflichtige nicht in dem Land wohnt, aus dem er Einkünfte bezieht, um damit eine etwaige Doppelbesteuerung zu vermeiden.

Das mag bei Geistheilern kein Thema sein, sofern sie nur in Deutschland tätig sind. Anders sieht es allerdings aus, wenn diese oder jede andere Tätigkeit (z.B. ein Seminar) im Ausland erbracht wird. Dann muss geprüft werden, wo die Einnahmen (abzüglich der dazu gehörenden Ausgaben) zu versteuern sind. Sind sie im Ausland zu versteuern, dann müssen sie aus der Gewinnermittlung für Deutschland herausgenommen werden und sind in dem entsprechenden Land der Besteuerung zu unterwerfen, was dann etwas aufwendig wird.

Kapitel 26:

Umsatzsteuer

Umsatzsteuerlicher Unternehmer

Unternehmer ist, wer eine gewerbliche oder berufliche Tätigkeit selbständig ausübt gem. § 2 Abs. 1 Satz 1 UStG.

Besonderheit: Als Einzelunternehmer (Kapitel 3 Rechtsformen) brauchst du nur eine Umsatzsteuererklärung erstellen. Darin sind die zusammengefassten Beträge aus deinen gesamten Betrieben (freiberuflich und gewerblich) zu erklären, egal wie viele das sind und unabhängig davon, ob es haupt- oder nebenberufliche Einkünfte sind.

Begrifflichkeiten

Alles, was die umsatzsteuerliche Besteuerung betrifft wird im Umsatzsteuergesetz mit Nebengesetzen etc. geregelt. Die Steuer nennt sich folglich

Umsatzsteuer (im Volksmund gibt es auch noch den alten Begriff der Mehrwertsteuer, da das Produkt bzw. die Dienstleistung einen Mehrwert erhält bzw. einen steuerlichen Aufschlag). Erstellst du Rechnungen, dann ist darin die Umsatzsteuer auszuweisen (sofern du nicht Kleinunternehmer bist oder umsatzsteuerfreie Umsätze ausführst). Erhältst du dagegen Rechnungen, dann steht da zwar auch Umsatzsteuer darauf (bzw. Mehrwertsteuer bei denen, die die alte Bezeichnung nutzen), es ist jedoch in der Rechtssprache für dich eine Vorsteuer, da du sie deinem leistenden Unternehmer zahlen und somit vorstrecken musst, sie aber vom Finanzamt wieder erstattet bekommst, sofern du umsatzsteuerpflichtig bist. Die Berechnung der Umsatzsteuer ist demnach: Umsatzsteuer - Vorsteuer = Umsatzsteuer-Zahlung bzw. Umsatzsteuer-Guthaben.

Kleinunternehmer(KU) – Regelung nach § 19 UStG

- KU ist, wer jährlich max. € 17.500 Umsatz hat (er bleibt es auch noch, wenn im Vorjahr bis € 17.500 Umsatz und im laufenden Jahr max. € 50.000 Umsatz).
- KU ist man automatisch, es braucht kein Antrag gestellt werden.
- KU dürfen keine Rechnung mit Umsatzsteuer-Ausweis ausstellen.
- KU erstellen keine Umsatzsteuererklärung.
- KU-Regel ist keine Pflicht. Man kann auch darauf verzichten, d.h. man ist dann voll umsatzsteuerpflichtig. Jedoch: Verzichtet man auf die KU-Regel, dann ist man fünf Jahre daran gebunden. Man verzichtet in der Form, indem man einfach eine Umsatzsteuererklärung abgibt.

- ➢ KU-Regel gibt es insgesamt nur 1 mal (da es umsatzsteuerlich ja nur ein Unternehmen gibt) – also nicht pro Betrieb!

Hinweis: Hast du mit anderen zusammen eine GbR, dann ist das ja kein Einzelunternehmen mehr, sondern eine Gesellschaft (Kapitel 3 Rechtsformen) und damit ein eigenes (umsatzsteuerliches) Unternehmen. Folge: Die GbR muss eine eigene Umsatzsteuererklärung abgeben, wenn sie nicht unter die KU-Regelung fällt. Jedoch: Die KU-Regel wird hier für die GbR getroffen, d.h. nicht jeder einzelne Beteiligte kann für sich entscheiden – also wenn KU-Regel für GbR, dann für alle Beteiligte gleich.

Umsatzarten

Umsätze	Beispiele
Nichtsteuerbare Umsätze	Schadenersatz z.B. aus Versicherungsleistungen
Steuerfreie Umsätze	Ausfuhrlieferungen, Heilbehandlungen von Ärzten etc., Schulen, Versicherungen
Steuerpflichtige Umsätze mit 7 % USt	Lebensmittel, Getränke, Verlagserzeugnisse, Kunstgegenstände
Steuerpflichtige Umsätze mit 19 % USt	Der große Rest

Es hat mal eine Zeit gegeben, da war der niedrige Steuersatz von derzeit 7 % genau die Hälfte des normalen Steuersatzes von derzeit 19 % und hieß damals halber Steuersatz. Irgendwie ist dann der normale Steuersatz davon geflitzt. Ob das nun gerecht ist, ist eine andere Frage.

Steuerliche Beurteilung Geistiges Heilen

Von den Umsätzen sind steuerfrei:

Heilbehandlungen im Bereich der Humanmedizin, die im Rahmen der Ausübung der Tätigkeit als Arzt, Zahnarzt, Heilpraktiker, Physiotherapeut, Hebamme oder einer ähnlichen heilberuflichen Tätigkeit durchgeführt werden. Satz 1 gilt nicht für die Lieferung oder Wiederherstellung von Zahnprothesen (...) und kieferorthopädischen Apparaten (...), soweit sie der Unternehmer in seinem Unternehmen hergestellt oder wiederhergestellt hat gem. § 4 Nr. 14 Buchstabe a UStG.

Wie bereits in Kapitel 25 (Einkommensteuer) angesprochen, so gibt es auch hier nichts Eindeutiges, da der Geistheiler weder ein gesetzlich anerkannter Gesundheitsfachberuf ist, noch im Leistungskatalog der gesetzlichen Krankenkassen enthalten ist – gerne wird auch querverwiesen auf das SGB.

Alle zugrundegelegten Regelungen (wesentliches Merkmal, berufsrechtliche Vergleichbarkeit etc.) treffen aber nicht auf den Geistheiler zu, da er einfach anders ist, so dass man sich hier an die Umsatzsteuerfreiheit anlehnen kann und auf die Entscheidung per Rechtsweg warten muss, da es auch in der Umsatzsteuer noch kein höchstrichterliches Urteil gibt.

Wenn man mal nicht weiter weiß, kann man beim Finanzamt eine „verbindliche Auskunft" einholen. Diese ist kostenpflichtig, hat aber den Nachteil, dass man mit der Entscheidung leben muss, da es kein Rechtsmittel dagegen gibt. Besser hier den Klageweg gehen, falls das Finanzamt den Ansatz nicht übernimmt, den du gewählt hast. Wenn alles so klar und eindeutig wäre, dann gäbe es keine Gerichte – doch es gibt sie. Bis das alles eindeutig geklärt ist, können die Umsätze auch steuerpflichtig erklärt werden und besonders bei Existenzgründern mit großen Investitionen, die hohe Vorsteueransprüche beinhalten (Möbel, PC, Inventar, Software, Betriebs-Pkw, Bau einer Betriebs-Garage, Erstellung Parkflächen für Klienten, Renovierung oder Anbau Geschäftsraum etc.) ist diese Gestaltung womöglich sinnvoller bzw. wäre vorzuziehen, falls der Hahn abgedreht werden würde (d.h. in diesem Fall nicht die Kleinunternehmerregelung wählen!).

Bei der umsatzsteuerlichen Beurteilung von Leistungen der Geistheiler ist zu betrachten, um was es sich genau handelt. Ist es eine energetische Heilleistung, dann fällt sie unter die soeben erwähnte Regelung, die noch gebauchpinselt werden muss. Erbringt ein Geistheiler eine Lehrleistung, weil er andere Geistheiler ausbildet, ein Energieseminar oder dergleichen gibt, dann steht nicht die Heilleistung im Vordergrund, sondern die Lehrleistung, die mit dem Regelsteuersatz von derzeit 19 % zu versteuern ist.

Für Ausbildungsleistungen kann ein Antrag auf Umsatzsteuerbefreiung gestellt werden (dann gibt es aber auch für diesen Bereich keinen Vorsteuerabzug mehr), der sich so nennt: „Antrag auf Erteilung einer Bescheinigung nach § 4 Nr. 21 Buchstabe a Doppelbuchstabe bb Umsatzsteuerbesetz – UStG". Er ist bei der zuständigen Landesregierung zu stellen (z.B. für München ist das die Regierung von Oberbayern) und bei Positivbescheinigung ist er gebührenpflichtig. Das Antragsformular kann im Internet heruntergeladen werden (das Richtige heraussuchen). Umsätze sind lt. der entsprechenden Gesetzesregelung frei,

die unmittelbar dem Schul- und Bildungszweck dienenden Leistungen privater Schulen und anderer allgemeinbildender oder berufsbildender Einrichtungen, wenn die zuständige Landesbehörde bescheinigt, dass sie auf einen Beruf oder eine vor einer juristischen Person des öffentlichen Rechts abzulegende Prüfung ordnungsgemäß vorbereiten,

Die Regelung ist eigentlich eindeutig, d.h. Geistheil-Ausbildungen zählen (nach augenblicklicher rechtlicher Regelung noch) nicht dazu, jedoch ist es momentan so, dass z.B. Heilpraktikerschulen für ihre Schule die Umsatzsteuerfreiheit bekommen (soweit stimmt es auch noch, wenn nur Heilpraktiker-Ausbildungen stattfinden würden). Bieten sie Ausbildungen im Geistigen Heilen (z.B. Reiki) an, so kommt auch Reiki in den umsatzsteuerfreien Genuss (wie auch immer das geschieht – es dürfte eigentlich nicht sein, irgendwer hat da gepennt). Beantragt jedoch ein Geistheiler die Umsatzsteuerfreiheit für seine Geistheilschule - ohne Heilpraktikerschule im Nacken - dann wird das (zumindest in Bayern) mit der Begründung abgelehnt, dass ein Geistheiler nicht heilt, sondern die Selbstheilungskräfte aktiviert (Kapitel 15 Legitimation). Hier gilt es also zuerst die Nuss „ein Heiler heilt nicht" zu knacken, dann können die Regierungen mit den Anträgen zugeworfen werden. Zudem ist es ohnehin nicht verständlich, wieso geistig, spirituelle Ausbildungen nicht umsatzsteuerfrei behandelt werden dürfen. Interessant ist hingegen, dass Bundespräsident Christian

Wulff keine Berührungsängste mit „Spirit“ hat, er hat das Wort nämlich in seiner tollen Antrittsrede im Juli 2010 erwähnt – leider hat irgendjemand das Wort auf seiner Webseite wegradiert.

Umsatzsteuer-Voranmeldung

In einer Umsatzsteuer-Voranmeldung werden alle umsatzsteuerlich relevanten Geschäftsvorfälle erfasst. Sie ist bei Neugründung monatlich zu erstellen, ansonsten gestaffelt nach der Vor-Jahressteuer entweder monatlich oder vierteljährlich – wenn Betrag zu gering, dann entfällt sie ganz und die Zahlen werden in der Umsatzsteuer-Jahreserklärung erklärt. Die Voranmeldung ist am 10. des Folgemonates des Erklärungszeitraumes beim Finanzamt mittels Vordruck elektronisch zu erstellen und zu bezahlen (falls sich eine Zahlung ergibt). Diese Frist kann um einen Monat verlängert werden, wenn ein Antrag auf Dauerfristverlängerung gestellt wird (=Sonder-Vorauszahlung).

Bescheiderlass und Fälligkeit der Jahressteuer

Das Finanzamt erlässt nur dann einen Umsatzsteuerbescheid, wenn es Abweichungen zu den von dir erklärten Angaben feststellt. Wird alles so übernommen, wie du es erklärt hast, dann kommt <u>kein</u> Bescheid. Daher ist eine etwaige Umsatzsteuer-Nachzahlung unaufgefordert bereits 4 Wochen nach Abgabe der Umsatzsteuer-Erklärung zur Zahlung fällig (anders als in der Einkommensteuer: Dort ist die Steuer erst 4 Wochen <u>nach Bescheidzugang</u> zur Zahlung fällig).

Kapitel 27:

Rechtsweg

Ein Rechtsmittel ist die Anfechtung staatlicher Entscheidungen, wobei es unterschiedliche Begriffe und Fristen gibt, je nachdem um was es sich genau handelt. Der Rechtsweg für den Bereich Steuern sieht so aus:

Bundesfinanzhof *(BFH)*
(Revision)

↑

Finanzgericht *(FG)*
(Klage)

↑

Finanzamt *(FA)*
(Einspruch)

Hinweise:

- Was du für dich in einem Urteil erreichst, erreichst du gleichzeitig für den Rest in diesem Land - zumindest für diejenigen, die den gleichen Fall haben wie du.
- Immer schön sauber und ordentlich die Unterlagen beim Finanzamt einreichen, das erleichtert das Abarbeiten dort. Man darf jedoch nicht erwarten, dass sich die Finanzler in jedem Berufsfeld auskennen, das wäre einfach zu viel verlangt. So kann es vorkommen, das Dinge etc. die man zur Berufsausübung braucht steuerlich nicht anerkannt werden, da es für den Finanzbeamten nicht ersichtlich ist, das du das auch tatsächlich brauchst. In diesem Fall ist der Rechtsweg in Form eines Einspruchs überlegenswert, bei dem genau begründet wird, wieso du etwas brauchst.

TEIL 7

Organisation

Kapitel 28:

Ablagesystem

Anders als das Steuerrecht ist die Organisation eine etwas leichtere Kost. Doch auch da kann die Bewältigung des Geschäftsablaufes ordentlich zeitaufwendig werden, wenn wir nicht klar strukturiert und mit Sorgfalt an die Arbeit gehen. Je besser wir im innen sowie im außen organisiert sind, d.h. regelmäßiges ausmisten sowie überdenken des Ablaufes gehört dazu, desto einfacher und reibungsloser funktioniert das Leben.

Wächst das Unternehmen und die Organisation drum herum wächst jedoch nicht mit, so endet das gerne im Chaos und die Freude am Kern der Tätigkeit haut dann auch schnell ab. Daher einige hilfreiche Vorschläge:

Ordnersystem im PC

1. Ebene	2. & ggf. weitere Ebene
Bilder	Porträtbilder, weitere sortiert nach Jahr+Monat
Channelings	Öffentliche, für mich, für Klienten, sortiert nach J.
Existenzgründung	Businessplan, Literatur
Finanzamt	USt-Voranmeldung,Briefe Gewinnermittlung
Fachbereich 1	Literatur, Zertifikate
Fachbereich 2	Literatur, Zertifikate
Musik	gemafrei, gemapflichtig

Organisation	Anmeldebestätigung, Fortbildung, Homepage, Räume, Rundbriefe, Teilnehmerlisten, Verpflichtungen, Werbung,
Software-Programme	Free-Software, Kauf-Software

Ordnerbeschriftung

Dauerakte
1 Diverses
2 Kenn- und Passwörter, Logo
3 Fortbildung / Zertifikate
4 Bankunterlagen
5 Werbung
6 Verträge
7 Mitgliedschaften
8 Artikel / Literatur
9 Rechtslage / Rechtliche Auskünfte
10 Internet

<u>Erläuterungen und etwaige Unterteilungen zu</u>
1 Neue Ideen, Geplantes
2 Liste mit den aktuellen Kenn- und Passwörtern
3 Erhaltene Zertifikate über Fortbildungen, Vorschläge über Fortbildungen
4 Schriftverkehr zur Kontoeröffnung
5 Übersicht, Werbefächer, Aushang, Inserate, Internet, Messestand
6 Eigene und fremde für Vorträge, gemietete Räume, Versicherungen
7 Anträge, Bescheinigungen, Abos

8 Artikel, die für dich interessant waren
9 Kopien sämtlicher Rechtsauskünfte und Rechtsnotizen ablegen (Original bei der Rechnung in der Buchhaltung), Kontaktdaten Rechtsanwalt bzw. Rechtsanwaltshotline
10 Vertrag mit Hoster, Datensicherung als USB oder CD wenn nicht automatisch auf Festplatte, Software- und Foto-Lizenzen, Ausdruck Inhalt Webseite

Buchführung
1 Diverses / Buchführungshinweise
2 Inventarliste
3 Lieferantenliste
4 Liste mit Verpflichtungen
5 Vorlagen
6 Anlagenkartei
7 Kontoauszüge
8 Einnahmenbuch
9 Belege / Rechnungen

Erläuterungen und etwaige Unterteilungen zu
1 Notizen für Buchführung
2 Liste erstellen und aktuell befüllen. Muster:

Bezeichnung	Lieferant/ Jahr	Ursprung Stück	Stand 1.1.13	Abgang Stück

Bei jedem Verbrauch in der Spalte „Abgang" einen Strich oder die entnommene Stückzahl eintragen sowie regelmäßig die Liste neu erstellen. Somit siehst du auf den ersten Blick welche Sachen in welcher Stückzahl noch vorhanden sind und von wem du sie wann gekauft hast sowie wie groß die Packungsgröße ist. Damit kannst du auch schnell in der Buchhaltung die Rechnung dazu finden.

3 Liste mit den Kontaktdaten der Lieferanten erstellen, damit du bei Bestellungen die Angaben gleich parat hast. Diese Daten kannst du auch in der Inventarliste ergänzen, falls du da Platz findest.

4 Liste um Überblick über die finanziellen Verpflichtungen zu bekommen. Einteilen in drei Bereiche: Monatlich, vierteljährlich, jährlich. Jeden Bereich füttern mit: Empfänger, Zweck, Betrag, Laufzeit, Kündigung-Hinweise, Zahlung (z.B. unter vierteljährlich: Versicherung X, Betriebshaftpflicht, € X, unbefristet, 3 Mo. vor ..., Lastschrift). <u>Tipp:</u> Einheitliche Fälligkeit hat auch seinen Vorteil – Versicherungen bitten z.B. alles zum 1.1. eines Jahres abzubuchen, damit hat man den Rest des Jahres dann seinen Frieden.

5 Originale + ggf. Kopien der Vorlagen ablegen

6 Für Sachanlagen pro Wirtschaftsgut eine Kartei (bzw. Blatt) und für die GWG´s eine Sammelaufstellung bzw. –kartei erstellen. Dahinter Kopien der Rechnungen legen (Original liegt bei den Belegen in Fach 9, somit entfällt die Sucharbeit wenn Fach 9 ein eigener Ordner werden sollte). Am besten von einem Experten zeigen lassen, wie Abschreibung errechnet wird.

7 Kontoauszüge ohne Belege ablegen und immer kontrollieren. Diejenigen Rechnungen, die per Bank überwiesen oder abgebucht wurden auf der Rechnung mit Datum vermerken (z.B. ÜW am ...) und in Fach 9 der Ausgabenart zuordnen (z.B. Buchrechnung zu Fachliteratur). Wahlweise kann man natürlich die Rechnungen bei den

Auszügen lassen, doch da evtl. viele Barrechnungen vorhanden sind hätte man zwei Stapel Belege und kommt leicht ins Rudern.

8 Einnahmenbuch führen(Kapitel 21 Kassenbuch).

9 Vor der Ablage der Belege empfiehlt es sich, eine Liste mit den Ausgaben zu erstellen, um ein Gefühl für die Finanzen zu entwickeln – gut, immer am Monatsende. Die Ablage der Belege und Rechnungen kann auf unterschiedliche Art und Weise erfolgen:

Schuhkartonsystem: Alle Belege werden in eine Kiste geworfen, manchmal auch mit Essensresten dran für den späten Hunger und am Jahresende in diesem Fach abgelegt. Damit hat man gute Chancen, den totalen Überblick über seine Ausgaben zu verlieren. Besser etwas anderes.

Foliensystem: Pro Ausgabenart eine Folie zum Belege reinstecken verwenden und diese beschriften (z.B. Bürobedarf, dann hier alle Bürobelege reintun). Am Jahresende pro Folie die Belege zusammenaddieren und mit oder ohne Tippstreifen auf einen Stapel tackern (z.B. alle Bürobelege sind dann ein Stapel und haben eine Summe – diese kontrollieren).

Klebesystem: Pro Ausgabenart eine Trennlasche verwenden und die entsprechenden Belege dahinter einheften. Die kleineren Belege auf DINA4-Blätter oder auf die Rückseite von großen Rechnungen kleben und darauf achten, das Tesafilm nicht auf den bedruckten Bereich von Kassenbons geklebt wird, da dann u.U. der Text verschwindet – ist dumm, wenn man keinen Betrag mehr hat. Klebesystem spart Platz, da z.B.

50 Fachbuchrechnungen übereinander geheftet mehr Platz brauchen als wenn man die kleinen Dinger auf DINA-4 Blätter hinten und vorne eng zusammenklebt. Einheitlich eine Ablagerichtung verwenden. Nicht für Telefonrechnungen von oben nach unten, für Bürorechnungen umgekehrt und für Fortbildung dann gleich gemischt, denn schnell kann dann nichts mehr gefunden werden. Am Jahresende wieder pro Ausgabenart Belege summieren.

Klientenakte
1 Leere Anmeldebögen
2 ABC-Register
3 Aussortierte Anmeldebögen

Es gibt viele Möglichkeiten die Klienten-Anmeldebögen zu sortieren. Es eignet sich gut in einem Ordner, da der unterschriebene Anmeldebogen einfach abgeheftet werden kann und zusammen mit den anderen Ordnern in einer Reihe stehen kann.

Hängeordnersysteme gibt es natürlich auch diverse, jedoch braucht man dazu eine Vorrichtung. Zusätzlich gibt es noch offene Schnellhefter, die in Ordnern abgeheftet werden können und anderes mehr. Klientenakten im PC haben den Nachteil, dass die Kiste dauernd laufen muss, falls du etwas nachsehen möchtest. Die Auswahl ist groß.

Kapitel 29:

Kundenakquise

Der Begriff Akquise lehnt sich an den lateinischen Begriff „acquirere“ an und wird für Maßnahmen der Kundengewinnung benutzt. Beim Geistigen Heilen wird primär der Geistheiler beworben und nicht das Geistige Heilen selbst, dass alleine durch seine Bezeichnung beworben wird und keine weiteren Zusätze bedarf bzw. dieses aufgrund des Heilmittelwerbegesetzes eingeschränkt ist. Gut wäre, wenn du noch etwas anderes machst und dieses groß bewirbst, damit dich die Leute kennen lernen. Denn Werbung für Geistheiler wird, solange keine bessere Regelung da ist, immer mit Argusaugen überwacht werden, sei es in der Größe oder anderen x-beliebigen Einwürfen, so dass sich eigentlich alle gesammelt vor Gericht stellen können.

Werbe-Wegweiser

- Um die Authentizität eines Dienstleisters zu gewähren, sollte die Werbung die Persönlichkeit des Dienstleisters wiedergeben. Beispiel: Intensive Farben und voluminöses Bewerben passen nicht zu einer dezenten Persönlichkeit und umgekehrt. Der Klient will ja dich kennen lernen - da kann er ja was sehen, dein Produkt - die Energie - kann er ja nicht sehen.
- Corporate Identity beachten. D.h. ein Bild, ein Logo etc. benutzen, damit das benutzte Objekt einen Wiedererkennungswert hat und dich die Klienten wiederfinden können. Tipp: Genau überlegen, was zu dir passt und wie du dich am besten verkaufen

magst – dann Bild, Logo etc. bestimmen. Nicht dauernd hin- und herzappen wie auf einer Fernbedienung, da dich potentielle Klienten so nicht wieder finden können. Nach ein paar Jahren kann es sinnvoll sein, z.B. die Webseite neu zu gestalten (bringt neuen Schwung hinein) – das gilt jedoch nicht, wenn du konservativ auftreten möchtest (z.B. gibt es „Maggi" und „Nivea" schon Jahrzehnte – aufgrund ihrer Konservativität können die gar nicht groß das Aussehen ihrer Verpackung ändern).

- Sei kreativ in der Werbung – sie muss einen potentiellen Klienten ansprechen und ins Auge fallen, damit er z.B. den schönen Flyer auch mit nimmt.
- Was ist deine Zielgruppe, wen willst du bewerben und wo findest du sie? Bei dieser Gruppe bleiben - jedoch gibt es auch Abweichler, die genau beim Gegenteil erfolgreich waren (z.B. Werbung in einer Anglerzeitung o.ä.).
- Wer nicht freundlich sein kann, kann auch nichts verkaufen (Produkt, Dienstleistung).
- Gute Werbestrategie überlegen. Tipp: Dauerhaft werben, Klient hebt keine alten Zeitschriften auf nur um eine bestimmte Anzeige zu suchen.
- Bringe dich ein, damit du bekannt wirst und baue Vertrauen auf.
- Aufpassen: Auch schlechtes Marketing (= anderer Name für Werbung) verfehlt ihre Wirkung nicht, d.h. du bist dann negativ in den Gedanken Anderer!
- Achtung: Verboten ist Kaltakquise. Darunter versteht man z.B. das Zusenden von nicht ausdrücklich angeforderter Werbung (per Post, per Mail).
- Vorsicht: Werbung nicht zu großflächig gestalten wegen dem HWG. Eher dezent.

Erfolgreich werben

Die Kundengewinnung eines Geistheilers basiert auf zwei Säulen:

1. In der Person begründet: **Deine Absicht und deine innere Bereitschaft.**
2. In deinem Agieren nach außen begründet: **Mannigfaltige Werbemöglichkeiten.**

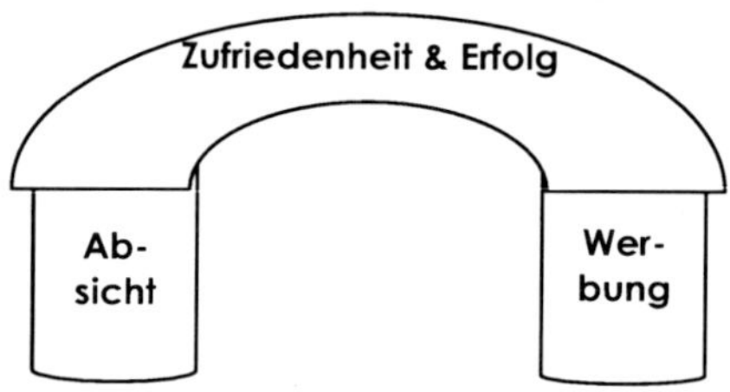

Zu 1) Deine Absicht

Deine „inneren Tore" müssen offen sein, du musst bereit sein und darfst keine Angst vor Klienten haben oder dich überfordert fühlen und dergleichen, denn das strahlst du aus und das kommt auch so bei deinen potentiellen Klienten an. Besser: Freue dich innerlich und stelle dir viele Klienten vor, die gerne zu dir kommen.

Zu 2) Werbemöglichkeiten

Der Art, wie du wirbst, sind dir außer der Größe keine Grenzen gesetzt, dem Inhalt nach schon (Kapitel 6 Heilmittelwerbegesetz). Das Werbematerial kann man auch selbst und in geringen Mengen gestalten (z.B. bei www.vistaprint.de).

Inhalt

Geistheilerin plus Vor- und Nachname (schlicht + einfach reicht aus) und Telefon und/oder Webseite.
Hinweis: Ein Einzelunternehmer hat nach außen hin mit seinem Namen aufzutreten.

Arten

Auftreten nach Außen

- Tür- und Klingelschild überlegen
- Anrufbeantworter besprechen Tipps: Wenn du bestimmte Telefonzeiten hast, dann diese auch auf sprechen. Wenn du nur Interessenten hast, die nicht gerne auf den Anrufbeantworter sprechen, dann beauftrage ein Callcenter, dass für dich an das Telefon gehen kann während du in Arbeit bist – das wird gerne in kleineren Büros, Geschäften, Kanzleien etc. genutzt, die sonst keine Verwendung für einen Angestellten haben.

Empfehlung

- Die einfachste Werbemethode ist die Mundpropaganda, wenn du schon Klienten hast. Tipp: Empfehlungen sprechen nur diejenigen aus, die dazu stehen können einen Geistheiler konsultiert zu haben – den Mut hat jedoch nicht jeder und das gilt es zu akzeptieren. Deshalb nicht die Klienten darum bitten. Die machen es automatisch, wenn sie das wollen und können.

Veranstaltungen

Potentielle Klienten müssen dich kennenlernen um Vertrauen in dich entwickeln zu können. Das funktioniert, indem du dich unter die Leute mischt. Z.B.:

- Stand auf Messen, Kongressen, Festen
- Vortrag halten bei VHS, Buchladen, etc. Was Geistiges Heilen ist + wie du arbeitest. Tipps: Buch

vorzeigen: „Wasser und die Kraft des Gebets“ von Masaru Emoto zeigt die Sichtbarmachung der Wirkung von Energie. Veranstaltungen zusammen mit anderen (aus anderen Gesundheitsbereichen), dann ist die Vielfalt größer. Du musst unter die „Leute“, deine Technik kann man schlecht darstellen, daher stehst auch du im Vordergrund.

- Erste Hilfe Kurs anleiern ist immer eine sinnvolle Sache – einfach fragen, ob die jeweiligen Veranstalter einen Kurs machen wollen, den du z.T. sponserst bzw. du dich einbringst.
- Veranstalte einen Benefizabend Tipp: Suche dir eine Person/Gruppe, die eine finanzielle Unterstützung brauchen, nimm diese als Benefizobjekt und lade diese auch zur jeweiligen Veranstaltung ein. Was bringt es, Persönlichkeiten einzuladen, die möglicherweise auch noch Bodygards etc. brauchen und damit viel Honorar von dir wollen? Besser: Betroffene einladen, die nichts kosten und die es ja betrifft und den Abend / Nachmittag nett gestalten mit Bilderpräsentation, Interviews, Spiele etc.
- Veranstalte einen Märchenabend für Kinder und erzähle Märchen. Lasse sie anschließend etwas basteln (wenn Kinder deine Klienten sind, Eltern müssen jedoch dabei sein oder du hast ohnehin einen Beruf, bei dem du alleine mit Kindern arbeiten darfst).
- Meditationswanderung, morgendliches gemeinsames Joggen, o.ä. veranstalten.

Werbeflächen mieten

- Kleinere Plakatständer in publikumswirksamen Flächen z.B. Fläche für Ständer in Einkaufszentrum, Fitnessstudios, Bahnhof etc. mieten. Tipp: Vorrichtung mit Visitenkarten auf Ständer anbringen, sonst war es nur eine schöne Werbung und keiner weiß, wo er anrufen kann.
- Zusammen mit anderen Werbung auf Werbeflächen im Bahnhof.
- Werbefläche in Buchläden, Esoterikläden, Naturkostläden etc. für Werbematerial wie Flyer,

Werbekarten, Visitenkarten etc. mieten – in kleineren Orten ist das oft kostenfrei zu bekommen. Auch neue Wege gehen: Café, Fortbildungsinstitute, Kanzleien, Bäcker, Firmen etc.

- Magnetschilder für Autotüren erstellen und auf das eigene Auto (und ggf. die der Freunde) heften.

Werbeartikel (alles mit Werbung von dir)

Schnellwerbung

- Visitenkarten (ein Muss)
- Kärtchen mit verschiedenen Sprüchen
- Mini-Magnetkarte
- Postkarten normal und übergroß.
- Kalender: Mini, für Schreibtisch, auf der Rückseite der Visitenkarte, auf postkartengroße Magnetkarten
- Puzzles für Kinder
- Tassen
- Kulis etc.

Ausführliche Werbung

- Flyer
- Broschüren
- Einlegeblätter für Fachmagazine
- Präsentationsmappen (wenn du Schüler hast)

Tipp: Werbeartikel sind nicht nur für die Anwerbung, sondern auch für Klienten, die du bereits hast förderlich. Ein Klient bekommt von einem Geistheiler ja nichts Materielles in die Hand. Er wird jedoch wieder an dich erinnert, wenn er einen Werbeartikel von dir in der Hand hält oder an der Wand sieht.

Werbeartikel verteilen

- In Personalabteilungen freundlich fragen, ob du sie praktisch unterstützen darfst z.B. mit Tassen, Kulis, Minikalender, Wandkalender etc. Tipp: Immer ein „nein" akzeptieren, wir verteilen ja auch „nein´s."

- In publikumsintensiven Geschäften von dir gestaltete Kalender abgeben (z.B. bei deinem Friseur, deinem Hausbuchladen etc.)
- Körbchen mit süßem, einzelverpacktem Inhalt und mit Visitenkarten, Minikalendern, Kulis etc. von dir bestückt verteilen. Tipp: Dort abgeben, wo du Werbeflächen gemietet hast z.B. im esoterischen Buchladen etc. Eignet sich gut zu besonderen Anlässen wie Weihnachten, Valentinstag o.ä. Gut kommen Fairtrade-Schokolade oder die www.anti-stress-praline.com an.

Werbeanzeigen (siehe unter „Links")

- Regional unterschiedlich werden kostenlose fachbezogene Printmedien (Heftchen) verteilt, in denen man werben kann, z.T. mit großer Bildanzeige oder Textanzeige mit Nennung von Terminen oder Beilagen etc.

Internet

- Webseite erstellen – dabei beachten, was alles Pflichtangaben sind und rein muss z.B. was Impressumspflicht ist (Grundlage ist u.a. das Telemediengesetz=TMG). Diverse Hoster bieten Baukastensysteme an, mit denen man im Handumdrehen eine einfache und schöne Webseite selbst erstellen kann - z.B. bei www.1und1.de. Tipp: Selbst erstellen hat den Vorteil, dass 1) die eigene Energie in der Seite ist und 2) man selbst jederzeit Änderungen erfassen kann.
- Im Internet gibt es eine Reihe von Fach-Portalen und Foren, in denen man z.T. auch kostenfrei sein Profil einstellen kann und somit die eigene Webseite publikmachen kann. Tipp: Daten nutzen nur dann etwas, wenn sie aktuell sind, daher: Angaben regelmäßig aktualisieren.

- Auf gutes Ranking achten, d.h. das deine Webseite weit nach vorne bei den Suchmaschinen kommt, bei den Suchmaschinen wie z.B. Google, Yahoo anmelden.
- Werbung über Google machen.

Tipp: Vor Verlinkung auf deiner Webseite die verlinkte Seite überprüfen und Hinweis bzgl. Haftung setzen (siehe Hinweis am Ende der „Links"). Auch Auslagematerial von anderen Anbietern (z.B. Yogaschule) die du bei dir hast ist zu prüfen.

Publikationen

- Artikel in den fachbezogenen Printmedien verfassen. Diese Hefte haben oft bestimmte Themen, zu denen man Artikel verfassen und zur Auswahl einsenden kann.
- Eigenes Buch verfassen. Tipp: Wer gerne die Freiheit liebt, kann sein Buch auch bei einem der vielen Selbstbuchdruckverlage drucken lassen z.B. bei www.bod.de.

Weitere Möglichkeiten

- Gut ist eine Zusammenarbeit mit Krankenkassen. Die gibt es aber nur für diejenigen Bereiche, die sie für förderlich halten z.B. Yoga, Autogenes Training etc. Tipp: Vielleicht kannst du ja etwas davon und erfüllst die Voraussetzungen für einen Lehrtrainer dort, dann kannst du auch den Teilnehmern deine Werbeartikel für Geistiges Heilen mitgeben. Dies hat den Vorteil, dass sie dich ja schon kennen und Vertrauen in dich haben.
- Eine eigene Entspannungs-CD o.ä. produzieren und vermarkten z.B. auf deiner Webseite, in Anzeigen etc. – das lockt auch Menschen an, die vorerst nicht an Geistheilung interessiert sind und dann neugierig werden. Tipp: Eigene Produktion am besten nicht bei der GEMA anmelden, sonst ist wieder das Gewurschtel.

- Sponsoring betrieben: Schauen, wo gerade welche Veranstaltungen sind und diese mit Geld sponsern, damit dein Logo auf die Werbeplakate, T-Shirts etc. kommt.
- Stofftaschen mit deiner Webseite darauf in den von deiner Zielgruppe stark frequentierten Läden abgeben, damit die Kunden etwas zum Tragen haben. Sei kreativ!

Hinweis: Laut Auskunft der „World Federation of Healing" (siehe unter „Links") im März 2009 gibt es kein einheitliches Symbol für Geistiges Heilen. Vielleicht bist du Künstler und magst eins vermarkten (das Logo sollte dabei frei zum Herunterladen sein, damit es sich schnell verbreitet und angenommen wird. Deine Kosten könnten über die Vermarktung von Artikeln reinkommen).

Pflege Klientenstamm

Einen Klienten zu haben und ihn zu halten sind zwei Paar Stiefel, daher gehört auch regelmäßige Pflege der Klientenbeziehung mit auf das Programm. Das Schönste ist gewiss, dass ein Klient gesund ist und das auch bleibt – doch das Leben sieht bei Vielen einfach anders aus. Das Einfachste um den Kontakt zu halten sind regelmäßige Rundmails, die du versenden kannst – sie fallen auch nicht unter das Werbeverbot, da sie ja schon Klienten bei dir waren (lt. § 7 Abs. 2 Nr. 3 i.V. § 7 Abs. 3 UWG). Ein Muss bei der Klientenpflege ist: Ein Weihnachtsmail zu senden um dich nochmals bei deinen Klienten für ihr Vertrauen zu bedanken, schönes Fest und guten Rutsch zu wünschen etc. Tipp: Rundmails immer als Blindkopie versenden. Versendest du ein Mail an eine Person, dann gibst du einen Empfänger ein – das bist aber bei Rundmails du selbst (d.h. Sender = Empfänger) oder du hast eine weitere E-Mail-Adresse für Rundmails. Möchtest du, dass jemand anderer das Mail auch bekommt, dann ist unter dem Empfängerfeld ein „c"- Feld, das copy bedeutet, jedoch nur dann benutzt werden soll, wenn der Original-Empfänger die weiteren Empfänger sehen darf. Darf er das nicht (wie bei Rundmails), dann ist die Empfänger-E-Mail-Adresse in einem Blindfeld zu erfassen, das bei Mailprogrammen meist „cc" (copy from copy) oder „dc" (double copy) heißt.

Service für Klienten

Als Auslagematerial (=das, was dein Klient bei dir findet und mitnehmen kann) eignet sich z.B. das:

- Dein Werbematerial – damit hat dein Klient auch etwas in der Hand, das er bei Weiterempfehlung gleich mit überreichen kann. Gerne auch Kalender auf Rückseite der Visitenkarte.
- Manche Herausgeber von kostenlosen Fach-Printmedien (siehe Links „Anzeigenhefte") nehmen Praxen in den Verteiler mit auf (also dort anfragen) und man kann bestimmen wie viele Hefte man haben möchte, die dann per Post zugeschickt werden.
- Broschüren über Bewegungs-, Ernährungs- und Entspannungskurse (z.B. manche Yogainstitute haben welche) – herumfragen und Flyer austauschen.
- Klappinfo über Organspendeausweis. Kann bestellt werden unter www.organspende-info.de
- Kinder Feuerwehr-Malbuch (kostenpflichtig unter www.feuerwehr-shop.de)
- Kinderspielsachen zum Nutzen

Tipp: Dieses Material auf einer Ablagefläche deponieren, die man auch sieht, z.B. in der Nähe des Ausgangs oder wenn Wartebereich vorhanden, dann eben dort.

Kapitel 30:

Einkaufsliste

Abhängig von der Art und des Umfangs deines Unternehmens können nachfolgend beispielhaft aufgezählte Gegenstände notwendig sein:

Gebrauchsgegenstände

Büro- und Verwaltungsbereich

- Einrichtungsgegenstände: Tisch, Lampe(n), Regal, Schrank, PC- und Druckertisch mit Stuhl, Empfangstheke
- Telefon mit Anrufbeantworter (Mit Rufnummernanzeige, damit Anrufer deine Telefonnummer sieht und du die seine. Somit sieht jemand, dass du seinem Rückrufwunsch gefolgt bist, er aber nicht da war – Vergabe von Telefonterminen überlegen)
- PC, Notebook o.ä. mit Internetzugang
- Software: Virenschutz, Entpacker, Schreib- und Tabellenkalkulationsprogramm, Hardcopy
- Headset mit Kamera – in manchen Notebooks ist die Kamera schon eingebaut (z.B. Nutzung Skype mit ausländischen Klienten)
- Multifunktionsgerät: Drucker, Scannen, Kopieren, Faxen
- Laminiergerät, Schneidegerät
- Kassenbox / Geldtasche
- Digitalkamera (z.B. für Webseiten-Bilder)
- Ablagefläche, Papierkorb, Gläser, Glasuntersetzer, Korb für Obst/Süßes, Wasserkocher, Tassen

Arbeitsbereich

- Einrichtungsgegenstände: Sitzgelegenheit für dich und Sitz-/ Liegegelegenheit für deinen Klienten, Lampe, Raumdeko, Ablageplatz

- Diktiergerät mit USB-Anschluss (oder anderes Gerät mit gleicher Funktion, z.B. iPhone), ggf. mit Mini-Mikrophon
- Musikvorrichtung, Musik (gemafrei), Aufbewahrungssystem für Musikmedien
- Klienten-Hausschuhe bzw. –Socken
- Decken, Kissen, Kissenbezüge, Knierolle
- Ständer für Visitenkarten
- Etwas, das dir Freude bereitet

Verbrauchsmaterial

Büro- und Verwaltungsbereich

- Batterie / Akku und Ladegerät für Diktiergerät
- Bürobedarf: Terminkalender (Termine mit Bleistift eintragen, falls es Änderungen gibt) Papier, Stifte, Bleistifte, Radiergummi, Spitzer, Locher, Tacker, Tackerentferner, Tesa, zuschneidbare Trennblätter groß für Registereinteilung in den Ordnern und schmall für deren Unterteilung, Folien, Schere, Ordner, ABC-Register, Papier und Patronen bzw. Toner für Mulitfunktionsgerät, Firmenstempel mit Stempelkissen, Laminierfolien
- Werbematerial

Arbeitsbereich

- Kerzen, Kerzenständen, Feuerzeug bzw. –stab
- Hygienebedarf: WC-Papier, Handtücher, Seife, Taschentücher, Desinfektionsmittel für Hände und Toilette, allergenfreie Einmalhandschuhe
- Persönlicher Bedarf: Was du brauchst um arbeiten zu können.
- Getränke, Blumen
- Visitenkarten

Kapitel 31:

Checkliste Organisation

Büro- und Verwaltungsbereich

- Geschäftsbankkonto eröffnen
- Vorlagen erstellen: Einnahmenbuch, Klienten-Anmeldebogen, Inventurliste, Lieferantenliste, Vorbereitungsliste (= was zu tun ist bevor ein Klient kommt)
- Rechnungs-Vorlagen erstellen, Blanko-Zertifikate entwerfen (bei Ausbildungen)
- E-Mail-Adresse einrichten (Bei Nutzung einer Webseite bietet der Hoster auch zur Webseite passende Adressen an)
- Signatur zur E-Mail-Adresse überlegen (z.B. untereinander aufgezählt: Name, Berufsbezeichnung, Straße + Haus-Nr., PLZ + Ort, Telefon, Fax, E-Mail-Adresse, Webseite, Leerzeile, Motto) oder elektronische Visitenkarte einstellen
- Anrufbeantworter besprechen
- Klingelschild bedenken, Schildchen erstellen: Handy aus, Ich nutze gemafreie Musik von … .

Kundenakquise (Werbebereich)

- Name Webseite überlegen und reservieren
- Hoster wählen und Webseite erstellen, dazu Bilder machen (schönes Porträt von dir, Landschaft etc.)
- Logo bedenken und ggf. erstellen lassen (Datei für Rechnungskopf und Webseite verwenden), Rechte schützen lassen?
- Werbematerial erstellen und bestellen
- Werbemaßnahmen aktivieren

Links

Anzeigenhefte und Zeitschriften

www.aura-magazin.com	Süddeutschland
www.connection.de	Deutschland + weiter
www.die-kunst-zu-leben.de	Süddeutschland
www.elexier-magazin.com	Süddeutschland
www.merkaba-magazin.de	Deutschland + weiter
www.prismamagazin.de	Süddeutschland
www.visionen.de	Deutschland + weiter

Existenzgründung und Rechtliches allgemein

www.ahk.de	Auslandshandelskammern geben auch Rechts- und Steuerrechtsauskünfte bzgl. Ausland
www.bildungspraemie.info	Bildungsprämie
www.bmj.de/musterimpressum	Leitfaden zur Impressumspflicht des BMJ
www.bundesfinanzhof.de	Oberster Gerichtshof
www.bundesverfassungsgericht.de	Seite des BVerfG, Urteile sind unter Entscheidungen
www.existenzgruender.de	Portal des BMWi
www.formulare-bfinv.de	Bundesministerium der Finanzen (Vergabe USt-ID)
www.gema.de/musikrecherche	Musikrecherche bei der Gema
www.gesetze-im-internet.de	Bundesministerium der Justiz zusammen mit Juris
www.gruendungskatalog.de	Links für Existenzgründer

www.rechtsanwalt-elsdoerfer.de	Celia Elsdörfer, Rechtsanwältin, Mediatorin
www.steuerlinks.de	Steuern im Überblick
www.unabhaengige-patientenberatung.de	Unabhängige Patientenberatungsstellen
www.unternehmensregister. de	Bundesanzeiger Verlag
www.versicherungsnetz. de	Alles rund um Versicherungen incl. Lexikon
www.vorsicht-operation.de	Zweitmeinung OP

Heilerportale und Ähnliches

www.eco-world.de
www.esotericon.de
www.geistheiler24.de
www.gesunder-mensch.de
www.heiler-portal.com
www.heil-verzeichnis.de
www.reiki.de
www.reiki-magazin.de
www.stadtplangesundheit.de
www.meinestadt.de
www.therapeuten-ring.de
www.vigeno.de
www.vivita.net

Heiler- und Esoterikforen

www.energie-esoterik-forum.com
www.esoterikforum.de
www.esoterikforum.eu
www.esoterikforum.net

www.esoterikforum.org
www.esoterikforumweb.de
www.esoterik-live.de
www.foren4all.de
www.heiler-forum.net
www.parapsychologie.de
www.spirit-net.de

Informatives

www.asianheritagetreks.com	Tolle Nepaltouren etc.
www.biorhythmus-online.de	Biorhythmus-Rechner etc.
www.destatis.de	Statistisches Bundesamt
www.eds-destatis.de	Statistisches Bundesamt eurostat
www.eo-travel.de	Earth Oasis Travel
www.fleisch-macht-krank.de	Internationales Institut für Erfahrungsheilkunde
www.nepal-impoorte.de	Klangschalen von P. Hess
www.utopia.de	Utopia-Plattform

Messen, Kongresse und Ähnliches

www.amma.de	Weltweit (siehe Tourdaten)
www.energetika.de	Deutschland, Italien, Österreich
www.esoterikmesse.de	Deutschland, Österreich
www.heilertage.de	Chiemgau
www.lebensfreudemessen.de	Hamburg, Lübeck, Kiel, München
www.maria-magdalena-kongress.de	München

www.neue-kinder-kongress.de	München
www.rainbow-spirit-festival.de	Baden-Baden, Berlin, München

Musik

www.greenmusic.org	Entspannungsmusik
www.kryonschule.de	Im Shop gibt es gemafreie Musik.
www.musik-apotheke.com	Haben auch gemafreie Musik mit Lizenz-Erwerb.
www.napster.de	Riesen Angebot.
www.neptun24.de	Haben auch gemafreie Musik.
www.ongnamo-versand.de	Musik zu Yoga, Reiki, Meditation & Entspannung.
www.silenzio.de	The Spirit of Sound & Silence.
www.someren.de	Gibt auch Konzerte.

Organisation

www.adobe.com/de	Öffnen von PDF-Dateien
www.audacity.sourceforge.net	Audioeditor
www.bccs.de	Büro- und Callcenter
www.botfrei.de	Schutz für den PC
www.famfamfam.com www.icondrawer.com	Flaggen-Icons
www.gut-organisiert.de	Portal für persönliche Weiterentwicklung
www.hardcopy.de	Sofortdruckprogramm
www.magix.de	diverse Software

www.mozilla.org/de/thunderbird/	Thunderbird: E-Mail-Anwendung
www.schneider.de	Werbeartikel
www.vistaprint.de	Büro- und Werbematerial
www.winrar.de	Entpacker-Programm

Vereine und Ähnliches

www.bruno-groening.org	Bruno Gröning Freundeskreis
www.die-violetten.de	Politische Partei
www.dachverband-mediale-beratung.de	Dachverband Mediale Beratung e.V.
www.dgh-ev.de	Dachverband Geistiges Heilen e.V.
www.healing-echo.eu	European Confederation of Healers & Healing Organisations
www.institut-ethnomed.de	Institut für Ethnomedizin e.V.
www.wellness-fachverband.de	Fachverband Wellness, Beauty und Gesundheit e.V.
www.wfh.org.uk	World Federation of Healing

Distanzierung: Laut Urteil vom 12. Mai 1998 des Landgerichtes Hamburg, ist man durch das Anbringen und Verwenden von Links zu anderen Internetseiten für deren Inhalt mit verantwortlich. Dies kann laut Entscheidung nur dadurch verhindert werden, wenn man sich ausdrücklich von deren Inhalt distanziert, was hiermit für dieses komplette Werk geschieht. Auch sind die Angaben ohne Gewähr.

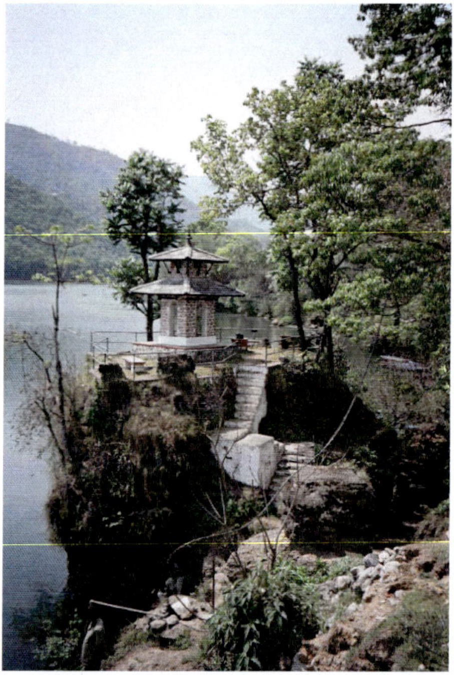

„Erfahrung heißt gar nichts. Man kann seine Sache auch 35 Jahre schlecht machen."
Kurt Tucholsky

Nachwort

Gratuliere, wenn du es bis hierhin geschafft hast, dann bist du jetzt ganz schön gesättigt - oder so ähnlich. Jetzt liegt es an dir, wie du in Aktion gehst, dich vermarktest, an dich glaubst und so bleibst wie du bist.

Lass dich durch nichts und niemanden verunsichern, egal wie anders du bzw. deine Methode ist, sondern bleib dir und deinen Ideen und Idealen treu.

In diesem Sinne das Beste für dich!

Mit herzlichem Gruß

Claudia Leandra König

www.claudiakoenig.com

Weitere Bücher von Claudia Leandra König

Zitate als Seelennahrung
ISBN 978-3-8423-7670-0

Entschlüsselung der Motivation
ISBN 978-3-8423-7816-2

Der Stress-Knigge
ISBN 978-3-8423-0616-5

In Liebe trauern
ISBN 978-3-8391-9045-6

SEX in der Neuen Zeit
Frauenheilbuch
ISBN 978-3-8391-5237-9

Weg frei zum Gesundwerden
ISBN 978-3-8370-7870-1

Für meine Bücher gibt es bei www.amazon.de eine Leseprobe!

Herzlichen Dank für die tollen Feedbacks &:
Mögen deine Wünsche in Erfüllung gehn!

Egal, welchen Weg Du gehst,
geh einen Weg mit Herz!

Hopi - Indianer